JN016907

ACPの考え方と実践

エンドオブライフ・ケアの臨床倫理

会田薫子——［編］

東京大学出版会

Theory and Practice of Advance Care Planning
Clinical Ethics in End-of-Life Care
Kaoruko AITA, Editor
University of Tokyo Press, 2024
ISBN 978-4-13-062425-1

まえがき

　ひとりひとりを人として尊重し，それぞれの価値観・人生観・死生観に沿った医療とケアを人生の最終段階（エンドオブライフ）まで行うため，ACP（アドバンス・ケア・プランニング）の実践を志す医療・ケア従事者が増えてきました．ACP は将来の医療とケアの意思決定支援のために行います．日本では厚生労働省が 2018 年に ACP の本格的な導入を決め，その愛称を「人生会議」として市民への浸透を図っています．

　しかし，その臨床実践にはまだまだ困難が伴っているようです．理由のひとつは社会的文化的な背景にあるとおもわれます．そもそも ACP は米国などの英語圏からの模倣で導入されましたが，米国の ACP は米国社会の文化と法・制度を前提としています．しかし，日本はその前提を共有しているとはいえません．そのため，米国と同様に行おうとするとどうしても困難が生じるのではないでしょうか．

　それでは，どうすればよいのでしょうか．

　本書は米国由来の ACP の翻訳版をそのまま推進するのではなく，日本の文化的な特徴を踏まえ，日本の法制度を認識した日本型の ACP の考え方と実践の方法を提示しています．意思決定のあり方は文化と制度に依存するため，英語を日本語に翻訳すれば日本で使えるようになるわけではないからです．西洋の先行実践から学ぶべきところは学びつつ，日本社会における思考のあり方を意識しつつ応用する必要があるのです．

　そのため本書では日本思想の研究知見を取り入れ，意思決定に関する日本人の思考の特徴を踏まえた日本型の臨床倫理のあり方を模索しています．日本の言葉に表現されている日本人のものの捉え方，思考の仕方および意思決定のあり方を認識しつつ解説しています．これは管見の限り類書にはなく，本書にて初めて試みられたことです．

　具体的には，東京大学名誉教授で日本倫理学会会長でもいらした竹内整一先生の「おのずから」と「みずから」のご論考に学びました．また，20 世紀の日本の倫理学を牽引した和辻哲郎の思想を意思決定支援において参照すべく，その重要概念である「間柄的存在」について，和辻の曾孫弟子にあたる宮村悠介さんに解説していただきました．なぜ，米国型の個人主義・自由主義的な意思決定の方法が日本の臨床現場に合わないことが多いのか，読者に理解を深めていただけるよう解説を試みました．

　実は竹内先生ご自身に本書でのご執筆をお願いしていたのですが，2023 年 9 月末，ご脱稿前に急逝され，大変残念ながらご寄稿はかないませんでした．まったく予期せぬことで大きな喪失感をかかえながら，本書では竹内先生がご教授くださったことを引用しつつ，会田が言及させていただきました．竹内先生の長年のご指導に深く感謝申し上げ，ご冥福をお祈りするとともに，拙さをご海容いただけたらと願っています．

日本思想の知見を取り入れることは，ACP の主役を認識するとき，その意義が一層明らかになるとおもいます．日本でも戦後世代においては米国型の意思決定がある程度通用しますが，世界屈指の長寿社会である日本において，人生の最終段階における医療・ケア（エンドオブライフ・ケア）の対象には 80 歳代と 90 歳代の人が多く，つまり，ACP をもっとも必要としているのもその世代なのです．そのため，ACP の実践においては，旧来の教育を受けた世代も対象であることを認識し，この世代に配慮した倫理的な考え方を背景とする必要があるのです．

　日本の医学会で ACP に関する提言等を発表しているのは，高齢者医療に携わる専門家集団である日本老年医学会のみです．同学会「ACP 推進に関する提言」は，会田が関わらせていただいている同学会「エンドオブライフに関する小委員会」がその原案を作成しました．その際，米国の倫理原則でもっとも重視されてきた「自律尊重」原則ではなく，清水哲郎先生が日本の医療者と協働しつつ確立した「人間尊重」原則を採用するなど，日本の高齢者に合った ACP の基本的な考え方を示しました．本書ではこの「提言」に関する理解を深めていただくことによって，日本の高齢層・超高齢層の考え方に沿い，心に負担をかけない ACP の実践につないでいただければとおもっています．

　また，日本では，ACP を先行実施してきた諸外国との法・制度の相違を認識することも重要です．世界でもっとも ACP が推進され，学術論文の発表数が多いのも米国とカナダとオーストラリアですが，これらの国々では ACP に先立ち，リビング・ウィルなどの事前指示書と意思決定代理人の指名から成る事前指示が法制化されていました．しかし，事前指示では本人のエンドオブライフ・ケアの改善にはつながらないことが明らかになったため，本人と医療・ケアチーム間の対話のプロセスを重視する ACP が推奨されるようになったという経緯があります．しかしそれらの国々では，ACP の対話のプロセスを重視するといいつつ，そのプロセスにおいて事前指示書を作成したり，意思決定代理人を指名したりすることに力点が置かれています．なぜなら，事前指示書は法的効力を有する文書であり，意思決定代理人も法的な立場をもち強い力を有しているからです．
　一方，日本には事前指示の法制度はありません．厚生労働省が国民に対して継続的に実施している意識調査によると，法制化に賛成する国民は依然としてとても少ないのです．この制度の有無は ACP の実践の方法に直接的な影響を及ぼします．そのため，この制度を有する国々の ACP を和訳して適用しようとすると，日本の臨床現場では混乱や問題が生じるのです．
　本書では，本人と家族等と医療・ケアチーム間の対話のプロセスに一層重点を置いた ACP のあり方について詳述しています．病みの軌跡のなかで複数回遭遇する意思決定の分岐点において対話を繰り返し，共同意思決定を積み重ねていくことが，ACP の実践にもつながるという考え方をしています．こうした対話のプロセスにおいて，医療・ケアチ

ームが本人・家族側と一緒に考え，悩ましさも共有するという姿勢をもって対応すると，信頼関係が次第に厚く構築され，決定した内容に関する納得の源泉にもなり，意思決定の倫理的妥当性も担保されると考えています．

　本書は「I 理論編」と「II 実践編」から構成されています．「I 理論編」では上述の事柄に関する解説とともに，ACP というテーマに関連の深い「エンドオブライフ・ケアの倫理」について会田が記述し，「エンドオブライフ・ケアをめぐる法とガイドライン」について，厚生労働省や日本老年医学会にてガイドライン策定を指導してこられた東京大学名誉教授の樋口範雄先生に解説していただきました．また，「自律」概念について長年にわたり研究を続けている日笠晴香さんに「自律」と「関係的自律」について，ケアの倫理にタイミングの概念を導入し新たな哲学的分析を加えている早川正祐さんに「タイミングの倫理と共同意思決定」について，ハイデガー哲学を専門とする田村未希さんに，ハイデガーがその理論的基盤の一部になっている「ケアの現象学」の観点からみた ACP のプロセスについて解説していただきました．

　「II 実践編」では，日本のさまざまな臨床現場の第一線で活躍しておられる臨床家と臨床経験豊富な大学教員に，現場でありがちなエンドオブライフ・ケアに関する倫理的ジレンマを抱えた 14 の仮想事例をご提示いただきました．そして，「本人とご家族のために，このような状況が生じないようにするには，どの時点でどのように声をかけたり支援したりすればよかったでしょうか？」と読者に問いかけています．

　読者である医療・ケア従事者や市民の皆様は，これらを自分の問題として読み進め，事例のプロセスのなかで，医療・ケア・療養場所等の選択に関する本人の意向をどのように引き出すか，本人の意向に関する情報を家族等と医療・ケアチームはどのように共有するか，ACP の話し合いや ACP につながる対話ができるのはどのような場面か，どのタイミングでどのような視点から何を話し合うことができるか，家族等の感情や事情にどのように配慮するか，どのような社会資源があり，本人と家族のために活用することができるか，本人の意向を尊重し実現するためには何が必要かなど，可能な対応について考えてみてください

　医療・ケア従事者の皆様には，事例のジレンマに関する諸問題をご自身の経験に照らして考え，事例に続いて記述されている「解説」から具体的なヒントを得て，ご自身の臨床現場で実践してみようと志していただければ幸いです．

　家族介護者や市民の皆様は，各章の事例で具体的な問題に触れ，ご自身が医療・ケアを受ける本人である場合や家族・親族である場合に，医療・ケアチームと協力し，本人にとってよりよいエンドオブライフを実現するには何が必要か，考えてみてください．ACP の焦点は本人と家族等と医療・ケアチーム間の対話にあります．実践編が家族・親族・友人間の対話につながり，それが医療・ケアチームとの対話に役立てば幸いです．

　実践編の各分担執筆者の皆様には大変お忙しい本務のかたわら，ご執筆をお進めいただ

きました．おかげさまで，理論と現場の往還の成果をこのように刊行することができました．心から感謝申し上げます．

　ACP を含め医療とケアの意思決定支援は，学問領域でいいますと臨床倫理に属します．従来，日本の類書では，臨床倫理もそれに先行した医療倫理も生命倫理も，米国において主流であったアングロサクソン系のテキストや論文に依拠することが一般的でした．

　そのようななか，編者らの先行書『臨床倫理の考え方と実践——医療・ケアチームのための事例検討法』（清水哲郎・会田薫子・田代志門編，東京大学出版会，2022）では，清水先生が医療・ケア従事者らとの協働で研究と実践を積み重ねて開発してきた日本生まれの臨床倫理について解説しました．哲学者の清水先生が患者家族として遭遇した臨床の問いについて，看護部長でいらした石垣靖子先生らとともに探求し生成してきた理論です．倫理原則を含め清水理論の臨床倫理については，『臨床倫理の考え方と実践』に詳述されていますので，併せてお読みください．

　本書はその姉妹編です．清水理論の共同意思決定の方法論を軸とし，新たな一歩として，日本の思想・倫理学の知見を取り入れるなどしました．本書が日本人の考え方に合った馴染みやすい臨床倫理のテキストとして現場で活用され，ACP の実践に資するとともに，日本人の精神の基層を意識した臨床倫理の構築の端緒となれば幸いです．

2024 年 1 月　編者　会田薫子

目　次

II　実　践　編

I

理　論　編

1章

医療倫理と臨床倫理の基礎

会田薫子

1——ACP を理解するために

　医療技術の進展と応用に伴い治療法の選択肢が増える一方，人々の価値観・人生観・死生観が多様化した現代の社会において，ひとりひとりが人生の最期まで本人の意向に沿った医療とケアを受け，本人らしく生ききることを支援することは，医療・ケア従事者にとってますます重要な課題となっています．アドバンス・ケア・プランニング（advance care planning: ACP）はそれを実現するために行います．

　ACP とは何でしょうか？　日本老年医学会は医療・ケア従事者向けに「将来の医療・ケアについて，本人を人として尊重した意思決定の実現を支援するプロセス」[1] と定義しています．日本医師会は「将来の変化に備え，将来の医療およびケアについて，患者を主体に，その家族や近しい人，医療・ケアチームが，繰り返し話し合いを行い，患者の意思決定を支援するプロセスのことである．患者の人生観や価値観，希望に沿った，将来の医療およびケアを具体化することを目標にしている」[2] と説明しています．

　これらの定義にみるように，ACP は将来の医療とケアに関する意思決定支援のために行うものであり，学問分野としては臨床倫理に属します．そのため，ACP を理解しようとする際には倫理と臨床倫理の理解が必須となり，臨床倫理を理解するためには医療倫理の理解も必要となります．

　そこで本書では，まず，倫理とは何か，そしてその応用の一領域である医療倫理とは何かについて概観することによって，臨床倫理に関する理解を深めていただけるように構成しています．その基礎知識をもつことが，ACP の意義をよりよく理解し，臨床現場において適切に実践することにつながります．

2——倫理と応用倫理

　倫理の学問体系を理解するには多大な時間を要しますが，基本的なこととして，倫理のおおよその概念を把握するために，倫理と道徳および法との関係をみてみます．

　まず，倫理と道徳の関係です．倫理は道徳とほぼ同義とみなされうるのですが，道徳が

心の持ちように重点を置く一方，倫理は「どうあるべきか」について「なぜそうなのか」も問います．つまり，「倫理は道徳の科学」[3]といえます．例えば，生命予後不良と診断された患者に対して，医療・ケア従事者は厳しい診断結果を知らせる前に，どのような表現で患者に情報提供すべきかを考えるのではないでしょうか．情報提供のあり方を検討する際に，なぜ，そのような表現で情報提供すべきなのかについても考えるでしょう．これは倫理的に検討し倫理を実践していることといえます．医療とケアの仕事は，日々，倫理的な検討と実践の連続であるといえます．

また，倫理は法と同様に社会規範としての性質を有しますが，「法は倫理の最低限に他ならない」[4]といわれてきたように，倫理は法よりもはるかに広い範囲を問います．つまり，合法性は倫理性の一部であり，合法的であれば倫理的にも問題がないとはいえません．

現在，社会のさまざまな場面において倫理的に検討する応用倫理が学問として成立しています．医療とケアに関わる領域では，おもな応用倫理だけでも医療倫理，看護倫理，研究倫理，生命倫理，臨床倫理などがあります．

応用倫理は現実の社会における具体的な問題に取り組みますが，その際，倫理学の理論や原理を単に応用・適用しているだけではありません．現場の倫理的諸問題への真摯な取り組みから新しい原理や方法論が見いだされてくるのです[5]．

そのようなわけで，本書の主題である臨床倫理を含めた応用倫理は創造的な学問といえます．特に臨床倫理は現場と理論との継続的な往還を重視します．社会の変化を敏感に察知し課題に応答すべき学問分野だからです．臨床現場で患者や施設利用者および在宅医療・介護を受けている人（以下，「本人」）や，本人を支える医療・ケア従事者や家族介護者等が抱える倫理的な諸課題について，当事者と研究者は対話を通し，倫理的に対応するにはどうすべきかをともに考え，適切なあり方について検討を重ねます．そうした検討の積み重ねが，この分野における新たな原理を見出したり方法論を確立したりすることにつながります．

こうして現場の実践者と理論家が真摯な姿勢で経験や知識を共有し，考察を重ねつつ創造的に取り組むことによって，時代と社会に合った新たな知をともに生み出していくことができると考えています．

3──医療倫理の中核

[1] 西洋において

医療とケアの応用倫理のなかで，歴史上もっとも古くから存在してきたのは医療倫理です．医療者の仕事は常に倫理的に適切か否かが問われうるものだからです．

西洋医学においては，医療倫理の源流は古代ギリシャの「ヒポクラテスの誓い」に求めることが妥当です．ヒポクラテスは紀元前 460 年頃に生まれたとされている医師であり，

「医学の父」として知られています[6].

　「ヒポクラテスの誓い」のなかには「守秘義務」や「患者にとって利益になるように治療し，害を及ぼさない」など，医師の職務として現代でも一貫して通じるものがある一方，「求められても致死薬や堕胎薬を与えない」など，現代では国によっては否定されたり議論がなされたりして，時代による変化が大きいものもあります.

　medical ethics（医療倫理）という用語は，1803 年に英国の医師トマス・パーシヴァル（Thomas Percival）がさまざまな場面における専門職（professional）としての医師のあるべき行為や義務について記述した *"Medical Ethics: or, a Code of Institutes and Precepts, Adapted to the Professional Conduct of Physicians and Surgeons"*（1803）が初出とされています[7]. 同書には「病院勤務の内科医と外科医の義務」「専門職としての振る舞いの道徳的なルール」「医師から薬剤師への振る舞い」「法律の知識が求められるケースにおける専門職としての義務」[8] などが記述されています.

　米国医師会（American Medical Association: AMA）は，医療倫理の歴史上，最も重要な貢献を為したのはヒポクラテスの次はパーシヴァルだとし，1847 年に米国医師会が最初の公式な会合を開催した際の目的の 1 つは医療倫理の綱領を確立することであり，その際，パーシヴァルが同書に記した医療倫理に依拠したとしています[9].

[2]　日本において

　日本に現存する最古の医学書として，平安時代に隋唐医書や仏典からの引用で編纂された『医心方』があり，そのなかには「親を診る思いで患者を平等に診ること」「自分の良心に忠実に，慈悲や思いやりをもって病人を診ること」「財利を目的としないこと」「日頃の医学の研鑽が大切であること」など，医療倫理に相当する記述もあります[10].

　江戸時代に貝原益軒が著した『養生訓』の一節である「医は仁術」も中国由来ですが，日本の医療倫理の伝統的な規範として長年知られてきました. 「仁」は儒教における最高の道徳とされています. 医師は有徳の人であるべきで，最高の道徳的姿勢をもって医療を行うべきと説かれているといえます.

　現代の日本では，日本医師会「医の倫理綱領」[11] が挙げられます. 同綱領は 2022 年に改定され，前文に「医学および医療は，病める人の治療はもとより，人々の健康の維持増進，さらには治療困難な人を支える医療，苦痛を和らげる緩和医療をも包含する」と追記されました. 同綱領の基本原則 6 項目は改定前の 2000 年版とほぼ同一であり，第 1 番目に「医師は生涯学習の精神を保ち，つねに医学の知識と技術の習得に努めるとともに，その進歩・発展に尽くす」とあります. 医師は専門職として職務を遂行するために常に勉強し，新たな知識と技術を得て適切に診断し治療することが求められているということです. 常に勉強が必要であることは，他の専門職にも共通することです.

※「ジュネーブ宣言」第1版は1948年，ナチスの医師たちによる人体実験などの非人道的行為の反省を踏まえて採択された．その後，数次の改訂を経て2017年版に至っている．

[3]　医療倫理の国際的な合意──「ジュネーブ宣言」

　倫理的な姿勢や行為は文化によって異なりうるので，異なる社会には異なる倫理観が存在すると言えるのですが，文化の違いを超えて合意に至った現代の医療倫理として，世界医師会（World Medical Association: WMA）の「ジュネーブ宣言」の最新版である2017年版が挙げられるでしょう（Box1）．

[4]　医療倫理──医師の職業倫理として

　ここまでみてきたように，医療倫理は医師という専門職の職業倫理を中核としてきました．「ヒポクラテスの誓い」でもパーシヴァルの書籍でも「ジュネーブ宣言」でも，主語は医師です．つまり，医療倫理は専門職としての医師の行動指針を柱とするといえます．

　なお，患者のためにより良い医療を提供すべく，医学的証拠（evidence）にもとづいて最新の医学的な推奨をまとめようとする医学会の動きとその成果物である診療ガイドラインは，職業倫理としての医療倫理を専門職集団として具現化したものといえるでしょう．換言すれば，最新の医学的知見を整理・分析し，推奨事項をまとめ，臨床現場で患者のた

めに活かそうとする各医学会の動きとその成果物である診療ガイドラインは，医療倫理に裏打ちされているといえます．

　医療に関する応用倫理の学問領域としては，医療倫理に次いで看護倫理，研究倫理，生命倫理，臨床倫理などが成立しました．また，現在，医療・ケアの領域では多数の専門職が誕生し，それぞれの職業倫理の綱領が確立されています．

4——臨床倫理の中核

[1]　臨床倫理とは

　医療・ケア専門職の職業倫理が活かされる場は臨床現場です．そこで必要になるのは臨床倫理です．臨床倫理は，「病院やヘルスケアの場において実践され，臨床における選択に関する応用倫理の一形態」[13] です．より具体的にいうならば，臨床倫理は現場において，医療・ケアの受け手であるひとりひとりを中心として，本人の意思を尊重し治療法とケアおよび療養場所等の選択に関わる諸問題等に対応し，本人の視点から本人にとっての最善の実現を目指します．その際，医療・ケア従事者側は本人・家族側とともに意思決定プロセスを適切にたどり，合意を形成することが求められます [14]．

　このように本人を主役として事例ごとに検討する臨床倫理は，医療に関する応用倫理の学問領域としては比較的新しく，1980 年代前半に世界で最初のテキストとみられる *Clinical Ethics*[15] が米国で刊行されました．日本では 1980 年代後半に臨床倫理の取り組みが開始されました [16]．臨床現場において旧来の父権主義（paternalism）的な意思決定が疑問視され打破されるなか，臨床倫理という新たな学問領域が成立したのです．

　これはひとりひとりを尊重すべきという社会全体の倫理的な意識変化を背景としていたとみることができます．特に 21 世紀になると「多様性（diversity）」が社会のキーワードの 1 つとなり，ひとりひとりの多様なあり方や価値観を容認し尊重しようとする意識変革が広く社会的にみられるようになりました．そうした社会において，本人の視点から本人を尊重し医療・ケアを提供することは時代の要請といえるでしょう．

　現在の日本において，ひとりひとりに関わる職種は，通常，複数です．そのため臨床倫理の課題については，多職種が医療・ケアチームとして対応することが求められています．チームのメンバーとなる職種は個々の患者／利用者のニーズによって増減します．介護サービスを受けている高齢者の場合は，介護支援専門員や訪問介護員等の介護職もチームの一員となります．各職種は専門職として相互に敬意を払い，患者のために協働することが求められます．

　倫理原則を含めた臨床倫理の基礎については，先行書『臨床倫理の考え方と実践——医療・ケアチームのための事例検討法』（東京大学出版会，2022）もご参照ください．

[2]　意思決定支援

　臨床倫理においては，本人が直面する選択について検討します．つまり，本人が意思を決定するのです．意思決定とは，「目標の達成にむけて，複数の選択肢について検討・分析し，1つを選択すること」[1] です．そして意思決定支援とは，本人の意思決定のために，医療・ケア従事者に求められていることです [14]．

　医療倫理の歴史は 2500 年の長きにわたりますが，意思決定支援の歴史は臨床倫理の歴史と同様に数十年のものです．それは臨床上の意思決定のあり方と直接関連しており，時代による変化がみられます．この点の詳細は第 2 章の「ACP とは」をご参照ください．

[3]　意思決定の分岐点を認識する

　医療やケアを受けている本人はしばしば意思決定の分岐点に直面します．分岐点とは，本人が「どちらの治療法がよいか？」「どこで療養するのがよいか？」などの選択に直面している場面です [17]．

　分岐点は本人にとっては意思決定を要する場面であり，医療・ケアチームにとっては本人に対して意思決定支援を要する場面です．そのため分岐点を認識することは重要なのです．それは医療・ケアチームにとって，今，自分たちは何について意思決定を支援しようとしているのかを認識することに他ならないからです．

　医療・ケアチームは，治療やケアの方法および療養場所等の選択に関して本人が直面している分岐点について，本人の目の前に複数の選択肢，つまり複数の道があることを認識し，本人・家族側と情報共有します．治療法の選択の分岐点であれば，A の道は医師から示されるでしょう．最新の evidence を踏まえ専門医の集合知によって最良と判断された標準治療が確立されている領域であれば，標準治療の益（メリット）と害・リスク（デメリット）が説明されます．他にも治療法があれば，それが B，C の道となり，各々のメリットとデメリットが本人・家族側と共有されます．

　医療・ケアチームは専門職としての知識と経験を活かし，それぞれの道の先には異なった未来があることを想像し，本人・家族側と情報共有します．そして本人・家族側から本人の人生の物語り（narrative）の情報を聞き，本人の生活と人生の視点からみると，いずれが最善の未来像なのかを探るべく対話を重ね，意思決定を支援します．医学的な根拠を土台として，本人の価値観・人生観・死生観が反映された人生の物語りの視点から最善の選択を検討する evidence-based narrative[18] の考え方であり，そのような対話が生み出す創造性が，異なる道の存在を示すこともあります．また，いずれも選択しないことも 1 つの道として，その将来像についても情報共有します．この点も含め意思決定支援の詳細については第 2 章をご参照ください．

【文献】

1) 日本老年医学会：ACP 推進に関する提言．2019（https://www.jpn-geriat-soc.or.jp/press_seminar/pdf/ACP_proposal.pdf）.

2) 日本医師会：終末期医療──アドバンス・ケア・プランニング（ACP）から考える．2018（http://dl.med.or.jp/dl-med/teireikaiken/20180307_32.pdf）.

3) Oxford English Dictionary.

4) イェリネク：法・不法及刑罰の社会倫理的意義．大森英太郎訳，岩波書店，1936, pp. 58–73.

5) 高橋隆雄：倫理学と応用倫理学．人間と医療 2013; 3: 1–2.

6) Hope T: Medical Ethics: A Very Short Introduction. Oxford University Press, 2004, p. 90.

7) Jonsen AR: British Medicine Eighteenth and Nineteenth Centuries. A Short History of Medical Ethics. Oxford University Press, 2000, pp. 57–62.

8) Thomas Percival: Medical Ethics. Leopold classic library.

9) American Medical Association Council on Ethical and Judicial Affairs: Code of Medical Ethics of the American Medical Association. 2006–2007 edition, USA, 2006, pp. xi–xii.

10) 関根透：東洋と日本の伝統的医療倫理．シリーズ生命倫理学 1　生命倫理学の基本構図．今井道夫，森下直貴編，丸善出版，2012, pp. 79–80.

11) 日本医師会：医の倫理綱領．2022（https://www.med.or.jp/doctor/rinri/i_rinri/000967.html）.

12) World Medical Association（世界医師会）：ジュネーブ宣言．2017（https://www.wma.net/policies-post/wma-declaration-of-geneva/）.

13) Boyd et al.（ed.）: The New Dictionary of Medical Ethics. BMJ Publishing Group, 1997.

14) 会田薫子：臨床倫理の基礎．臨床倫理の考え方と実践──医療・ケアチームのための事例検討法．清水哲郎，会田薫子，田代志門編，東京大学出版会，2022, pp. 2–12.

15) Jonsen AR, Siegler M, Winslade WJ: Clinical Ethics. Macmillan USA, 1982.

16) 石垣靖子，清水哲郎，会田薫子：臨床倫理の過去・現在・未来．臨床倫理の考え方と実践──医療・ケアチームのための事例検討法．清水哲郎，会田薫子，田代志門編，東京大学出版会，2022, pp. 155–159.

17) 清水哲郎：臨床倫理事例検討の進め方．臨床倫理の考え方と実践──医療・ケアチームのための事例検討法．清水哲郎，会田薫子，田代志門編，東京大学出版会，2022, pp. 13–28.

18) 会田薫子：延命医療と臨床現場──人工呼吸器と胃ろうの医療倫理学．東京大学出版会，2011, pp. 220–221.

2章
ACPとは

会田薫子

1──はじめに──対話のプロセスの大切さ

第1章において，ACP（advance care planning）を理解するうえで必要な医療倫理と臨床倫理の基礎をみていただきました．第2章ではACPについて具体的にみていきます．これまでに，日本におけるACPのおもな定義として次の4つが発表されています（**表1**）．

ACPの定義は誰に向けて発表されているのかによって表現に違いがみられます．たとえば，厚生労働省は一般市民を対象としていますが，日本老年医学会は医療・ケア従事者を対象としています(注1)．

このように定義の表現はさまざまですが，その内容には共通点がみられます．人生の最終段階（end-of-life: EOL）まで「医療・ケアについて本人の意思を尊重する」という趣旨と，意思決定において「本人が中心となること」「本人の価値観と意向の把握と尊重」「本人の望みと目標の大切さ」「医療・ケアチームで対応すること」「情報共有」「意思決定支援」などで，「対話のプロセス」が重視されている点です．対話のプロセスとその重要性は，北米でACPが議論され始めた1990年代から指摘されてきました[5]．

それにしても，ACPは対話のプロセスであり，そのプロセスそのものが重視されるとは一体どういうことでしょうか．意味を把握しにくいと感じている人は少なくないと思われます．

2──意思決定のあり方の変遷からACPについて理解する

そこで，ACPの概念理解のために，臨床上の意思決定型の歴史的変遷を参照しつつ説明します．そうすることによって，ACPが登場してきた背景および期待されている役割がみえてくると思われます．以下，意思決定型と事前指示，ACPの関連を時代順に記します（**図1**）．

[1] パターナリズム（paternalism）の時代

パター（pater）は父親（father）の語源です．パターナリズムによる決定が行われてい

表1　日本におけるおもな ACP の定義

	ACP の定義
厚生労働省 (2018)	万が一の時に備えて，あなたの大切にしていることや望み，どのような医療やケアを望んでいるかについて，自分自身で考えたり，あなたの信頼する人たちと話し合ったりすることを「アドバンス・ケア・プランニング――これからの治療やケアに関する話し合い」といいます．これらの話し合いは，もしもの時に，あなたの信頼する人があなたの代わりに治療やケアについて難しい判断をする場合に重要な助けになります1).
日本医師会 (2018)	将来の変化に備え，将来の医療やケアについて患者さんを主体に，そのご家族や近しい人，医療・ケアチームが繰り返し話し合いを行い，患者さんの意思決定を支援するプロセスのこと．患者さんの人生観や価値観，希望に沿った，将来の医療及びケアを具体化することを目標にしている2).
日本老年医学会 (2019)	ACP は将来の医療・ケアについて，本人を人として尊重した意思決定の実現を支援するプロセスである． ＊ACP の実践のために，本人と家族等と医療・ケアチームは対話を通し，本人の価値観・意向・人生の目標などを共有し，理解した上で，意思決定のために協働することが求められる．ACP の実践によって，本人が人生の最終段階に至り意思決定が困難となった場合も，本人の意思をくみ取り，本人が望む医療・ケアを受けることができるようにする3).
医療者と研究者らのデルファイ法による定義 (2022)	ACP とは，本人が現在の健康状態について理解したうえで今後の生き方や受けたい医療・ケアについて考え（将来の心づもりをし），家族等と話し合うこと，また信頼関係のある医療・ケアチーム等がその話し合いに参加し，必要に応じて支援することです． 特に将来の心づもりについて言葉にすることが困難になりつつある人，言葉にすることを躊躇する人，話し合う家族等がいない人に対して，医療・ケアチーム等はその人に適した支援を行い，本人の価値観を最大限くみ取るための対話を重ねていく必要があります． 本人が自分で意思決定することが困難になったときに，将来の心づもりについてこれまで本人が表明してきた内容にもとづいて，家族等と医療・ケアチーム等とが話し合いを行い，本人の価値観を尊重し，本人の意思を反映させた医療・ケアを実現することを目的とします4).

た古代から20世紀後半までの時代は，医師は患者の保護者として，患者にとって最善の選択を医学的に判断し決定していました．つまり，決定者は医師であり，患者が意思決定能力を有するか否かはそもそも問われませんでしたので，意思決定困難となった場合に備えた事前の取り組みも不要でした．そのようなわけで，患者への意思決定支援という概念もありませんでした．

[2]　患者の自己決定の時代

(1)　「自己決定権」の確立

　長らく続いたパターナリズムを打破すべきという改革の気運のなか，1970年代の米国において，患者の「自己決定（self-determination）権」が確立されました．当時の米国で成立した bioethics（バイオエシックス：生命倫理学）の中核的な概念とされた「自律尊重（respect for autonomy）」原則が臨床現場において具現化したものが「自己決定権」でした．

　患者の自己決定という決め方においては，医師は治療法の選択肢とそのメリットとデメリット等の医療情報を患者に説明し，その説明を聞いて理解した患者が自分の権利を行使して意思決定し，医師にインフォームド・コンセント（informed consent: IC）を与え，医

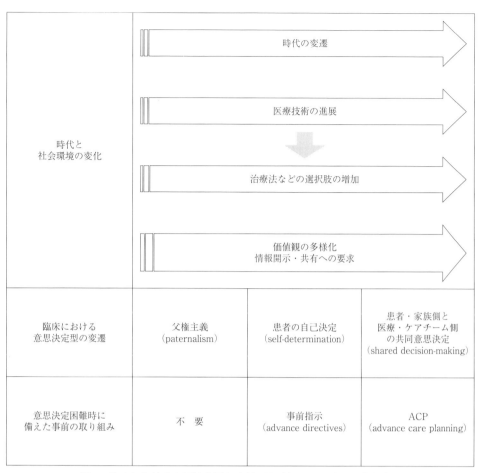

時代と 社会環境の変化	時代の変遷		
	医療技術の進展		
	治療法などの選択肢の増加		
	価値観の多様化 情報開示・共有への要求		
臨床における 意思決定型の変遷	父権主義 （paternalism）	患者の自己決定 （self-determination）	患者・家族側と 医療・ケアチーム側 の共同意思決定 （shared decision-making）
意思決定困難時に 備えた事前の取り組み	不　要	事前指示 （advance directives）	ACP （advance care planning）

図1　臨床における意思決定型と事前の取り組みに関する歴史的変遷

出典：会田薫子『長寿時代の医療・ケア──エンドオブライフの論理と倫理』（ちくま新書, 2019）.

師は IC を得たのでその治療法を行うということになりました．これは，医師は説明し患者が決定するという，意思決定の分業化モデルでした[6]．

　「自己決定権」の確立によってパターナリズム時代からの脱却は明確でしたが，情報や理解力の非対称性を含め，疾患や外傷，障碍のために苦しんでいる患者という存在が意思決定に際して有する諸課題が認識されず，患者の意思の尊重とはいえない事態に至ることも多々見られました．

（2）　事前指示の制度の成立

　さらに，自己決定すべき本人が意思疎通困難となった場合には意思決定がなされないという問題が発生するようになりました．特に，意思疎通困難な状態が長く続く遷延性意識障害の場合には問題が深刻化しました．しかもこの時代には生命維持治療の選択肢が増えてきたこともあり，「自己決定権」を有する本人が意思決定できないという事態は生命維持治療，つまり延命医療に関わる問題を一層困難にしました[7]．

そこで，事前指示（advance directives）の仕組みが考案され，1976年に世界で初めて米国のカリフォルニア州において州法によって制度化されました．事前指示は，将来，意思決定困難となった場合に備えて，自分に対しておこなわれる医療・ケアについて，あらかじめ自分の意思を示しておく仕組みです．受けたい医療や受けたくない医療についての意思を医療従事者に対して文書で示すリビング・ウィルと，意思決定代理人を指名する文書の双方ないし片方から成るものでした．

そして米国の全ての州がカリフォルニア州に追随し事前指示を制度化し，さらに1990年には連邦法「患者の自己決定法」が制定され，事前指示が国の政策として推進されるようになりました．この連邦法は各州で認められる患者の権利とその権利行使に課せられる要件について書面を用いて患者に説明したうえで，治療拒否などの希望を患者が有しているかどうかを診療録に記載する義務を医療機関に課したものです[8]．

しかし，法制化のうえ推進されたにもかかわらず，事前指示の仕組みには不足が多く実効性が不十分と数多くの研究において指摘されました[9]．事前指示の諸問題は「ローテクでお金もかからず，一見，簡単で，役に立ちそうに思える．しかし，個別の医療行為に関する事前指示をすべての状況を予測して準備することは不可能であり，逆に，詳細に書こうとすればするほど，柔軟性が失われて実際の現場では適用が難しくなる．また，意思決定代理人の制度にも問題がある．これまでに行われた数多くの実証研究によって，代理人の選択は本人の選択と異なる場合が少なくないことが明らかにされている」[10]と指摘されています．

[3] 共同意思決定の時代

(1) 本人・家族と医療・ケアチーム間の対話の必要性

本人の「自己決定」をめぐる諸問題が明らかになった時代を経て，現代は「本人側と医療者側の共同意思決定（SDM: shared decision-making）」の時代となりました[11]．日本では，本人だけでなく本人・家族ということが一般的です．

SDMは医療・ケア等の選択に際して，本人・家族が医療・ケアチームとよく話し合い，共同で意思決定に至るためのプロセスを指します．医療・ケアチームからは医学的証拠（evidence）にもとづく標準治療，代替法，各方法のメリット・デメリットを包括的に含む医療情報を提供し，本人・家族側からは本人の価値観・人生観・死生観にもとづく選好・意向に関する情報を提供し，情報共有と対話を通じて，本人の視点からみて最善の選択に至ることを目指します．異なる選択肢を選んだ場合の予想される結果についても本人側に情報提供し，理解と納得を得つつ共同で決定に至ることが求められます[12]．こうして，意思決定支援の概念は共同意思決定の時代に確立されたといえます．

(2) ACPの意義——事前指示の不足を補う

そしてSDMの時代に，本人が意思決定困難になった場合に備えて推奨されているのが

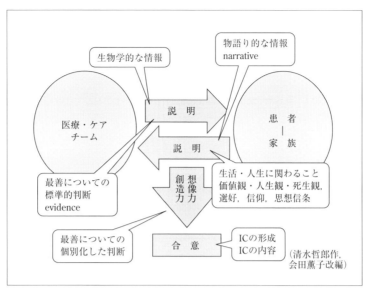

図2 〈情報共有―合意モデル〉

ACP なのです [12]. 事前指示の不足を補うため, 対話のプロセスを重視する ACP が必要とされるようになったのです [5].

　病状が進行すると本人の意向はしばしば変化します. さらに人間関係を含め本人を取り巻く環境も, 医学や医療技術の進展さらに医療制度の変更を含め医療環境も変化します. 諸々の環境変化は本人の意思にも影響します. 人生経験によって価値観・人生観・死生観が変化することもあります. そのため, 一旦, リビング・ウィル等の事前指示書を準備しても, ときが過ぎれば状況変化への対応が難しくなるのです.

　また, 本人が事前指示書に綴った意思が家族と共有されていなければ, 家族が事前指示書に書かれた内容の意味を理解できず本人の真意を図りかね, 記載内容を容認しない事態も発生しかねません. そのため, 本人が一人で考えて事前指示書を準備すると, その実効性と適切性に問題が生じやすくなるのです.

　そこで, ACP では本人と家族と医療・ケアチームが情報を共有する対話のプロセスを大切にすることが求められているのです. 本人の意思を「点」ではなく「線」でフォローし, 家族の理解も「線」で得ようとする取り組みなのです [13][14]. 日本におけるリビング・ウィルなどの事前指示書に関する考え方については第3章もご参照ください.

[4] 〈情報共有―合意モデル〉

　SDM の考え方は英語圏と日本においてそれぞれ発展してきました. ここでは日本で研究開発されたモデルについて述べます. それは清水哲郎らが提唱している〈情報共有―合意モデル〉[15] です (**図2**). このモデルは1980年代後半から, 清水が臨床現場で出会った石垣靖子らと勉強会を繰り返し, 石垣らが現場で実践していくなかで次第に精錬されてきたものであり, 第1章で述べたように, 理論と現場の往還の成果といえます.

〈情報共有―合意モデル〉では双方向の情報の流れが求められます．すなわち，医療・ケアチーム側から本人・家族側への説明（医学的情報＝身体に関する生物学的な情報）と本人・家族側から医療・ケアチーム側への説明（本人の生活・人生とそれを形成する価値観・人生観・死生観についての情報＝物語り的な情報）を通して，双方で情報を共有したうえで，一方が他方に同意するというより，双方の当事者の合意を目指して対話し，共同で意思決定に至るという考え方です．このモデルにおいては，IC は対話のプロセスを経て形成され，合意の内容は IC の内容にもなります．

　これは本人の視点から本人にとっての最善を実現するための方法です．医療・ケアチーム側は本人・家族側へ医療情報を説明し理解を確認しながら，それが本人の生活や人生にとってどのような意味をもつのかを本人・家族側から聞き取り，本人の人生の物語り[注2]に沿った治療とケアはどのようなものかを一緒に考えます．双方で情報のやり取りを繰り返すコミュニケーションのなかで非言語表現にも気を配ることで，本人が言語化した意思の表面的な意味だけでなく，その背景と真意を探る努力もします．このようなプロセスを経ることによって，治療方針の決定は本人の生活と人生の物語りの視点からなされるというあり方を認識することになります．

　これは，ある医療行為についてそれを行うか否かを検討する場合に，その医療行為による直接的な医学的利益と不利益を検討するだけでなく，その医学的な利益と不利益が本人の生活と人生の物語りのなかでどのような意味をもつのかを本人の視点から検討することといえます．この点については，本人の経験の成り立ちを「意味」という観点から考える，第9章「ケアの現象学の視点から――とくにハイデガーに着目して」（田村未希）もご参照ください．

[5]　evidence-based narrative の考え方

　医学的証拠（evidence）は意思決定の基本情報として重要です．しかしこれは evidence そのものが大切ということではなく，本人の人生の物語りを豊かにするために evidence を活用するという evidence-based narrative の考え方が大切ということです[7]．

　これは evidence を踏まえた選択肢のみが有効であり，その他は非科学的として排除するということではありません．まず，現在の医学的な知見はあくまで現在の知見であり，今後，変化していく可能性があるので，相対的にみる必要があります．また，医療・ケアチーム側からみると，本人の言い分には非科学的なところがあると判断される場合でも，本人がそこに重きを置いて意味づけしている場合は，それを否定せず，本人の話をよく聴き対話する必要があります．本人の意味づけが免疫に影響するなどして有効性につながりうることは，プラセボ研究でもよく知られています．

　そのようなわけで，医療・ケアチームは柔軟な姿勢で対応し，プロとしての洞察力と想像力を活かし，本人の生活と人生の物語りのなかでもっとも望ましい選択に至るよう支援することが求められます．そうした姿勢で本人側と対話すると，創造的な新たな選択肢や

治療計画の創意工夫につながることもあるでしょう.

[6] 適切な SDM の積み重ねが ACP になる

多くの事例の場合, 本人は病みの軌跡のなかで意思決定の分岐点に何回も直面します. 医療・ケアチームは各分岐点において〈情報共有—合意モデル〉のプロセスをたどり, 本人・家族とよりよく対話することが大切です. そうすることによって, 医療・ケアチームは本人の価値観・人生観・死生観をより適切に把握していくことが可能になります.

そうした SDM の積み重ねが将来の医療・ケアの選択の際にも役立ちます. つまり, 各分岐点における丁寧な意思決定支援の積み重ねが ACP の実践につながるのです. 意思決定の分岐点の解説は第1章もご参照ください.

[7] ACP の対話において話し合う内容と言葉をかけるタイミング

日本老年医学会「提言」は,「ACP のプロセスにおいて, 本人の価値観, 信念, 思想, 信条, 人生観, 死生観や, 気がかり, 願い, また, 人生の目標, 医療・ケアに関する意向, 療養の場や最期の場に関する意向, 代弁者などについて話し合うことが望ましい」としています. これらは SDM のプロセスにおいて, 本人・家族の言葉のなかにしばしば表現されます. 外来通院や在宅医療・介護の場における日常会話のなかで表現されることもあります. それは例えば価値観という言葉そのものではなく, 価値観が表現された言葉として出てきます.

そのようなわけで, 医療・ケアチームは感受性のアンテナを高くし, 日々の対話のなかでこれらの表現を把握し, 記録し, チーム内で情報共有し, 意思決定支援に役立ててください [16].

また, 医療・ケアチームは本人・家族の意向を知るために, 医療・ケアの選択の分岐点はもちろん, 本人の身体機能・認知機能・ADL（日常生活動作）の低下時や, 症状に変化がみられたとき, 介護保険サービスの内容の変更時, 療養の場の変更時, 推定予後が12カ月未満また半年未満と診断したとき, 家族が介護負担感を物理的・経済的・心理的・精神的に感じているとみられるときなどに, 本人・家族に積極的に言葉をかけてみてください [17].

3——本人の意向の尊重——意思決定支援の基本

[1] 本人の意思の尊重を軸に

意思決定において最も尊重すべきは本人の意思です. 厚生労働省「人生の最終段階における医療・ケアの決定プロセスに関するガイドライン」[18] も各医学会のガイドラインも, 本人の意思の尊重が意思決定の基本であり軸としています.

法的な観点からいえば，IC が法理として確立されている日本では，本人が意思決定能力を有する場合は，本人から IC を得ることができない医療を本人に強要することはできません．

[2]　本人は意思決定能力を有することを前提に

もし本人に認知機能の低下がみられる場合でも，本人には意思があり，意思決定能力を有することを前提として対応することが求められています．厚生労働省「認知症の人の日常生活・社会生活における意思決定支援ガイドライン」[19] は，認知症の症状にかかわらず，認知症を有する人の特性を踏まえた意思決定支援の原則として，「本人の表明した意思・選好あるいはその確認が難しい場合には推定意思・選好を確認し，それを尊重することから意思決定支援が始まる」としています．

従来，医療・ケア従事者は本人に認知機能の低下を認めると，家族との相談によって医療・ケアの方針を決めてしまうことが多くみられましたが，このあり方に変革が求められています．

[3]　意向を把握し尊重すること——好悪や快・不快の表現も

上述の厚労省「認知症の人の日常生活・社会生活における意思決定支援ガイドライン」は，本人の意思決定能力について「説明の内容をどの程度理解しているか（理解する力），それを自分のこととして認識しているか（認識する力），論理的な判断ができるか（論理的に考える力），その意思を表明できるか（選択を表明できる力）によって構成される」としていますが，エンドオブライフ・ケアに関する重要な意思決定の場面では，こうした能力が相当程度低減している場合でも，本人が表明したり表出したりすることが可能な意向の尊重を重んじます．

意向には本人の言語表現はもとより，非言語で表現された好き嫌いや快・不快に関することも含まれます．医療・ケア従事者は，本人が身振り手振りや表情やしぐさで表現する好悪や快・不快も把握するように努めてください．同一人物でも時と場所，相対する人によって意向の表明の仕方に幅がみられることも少なくありません．また，バイタルサインの変化からこれらを読み取ることが可能な場合もあります．この点については次項をご参照ください [20]．

また，エンドオブライフよりも早期の段階において認知機能を評価する際にも，意思決定能力が有るか無いかの二者択一の判断をしないことが大切です．

[4]　切実な身体症状の緩和が必須

本人の意向を尊重しようと努める際に，まず，疼痛や不快感など，本人にとって切実な問題を解決することが重要です．例えば，本人が痛みを訴えているときは，本人の思いはその痛みに集中してしまいがちであり，認知症を有していない患者でも療法選択について

考えたり表現したりすることは困難となります．疼痛は睡眠障害の原因にもなり，睡眠不足は認知機能を低下させ意思決定を一層困難とします．

そのようなわけで，本人が経験している苦痛と不快感を可能な限り緩和することは，本人を人として尊重する医療・ケアの提供のためにもっとも優先されるだけでなく，それによって意向を表明する力を向上させるためにも重要といえます[21]．この点については，第8章「タイミングの倫理と共同意思決定プロセス——時間感覚へのケアから考える」（早川正祐）もご参照ください．

重度認知症を有する人は疼痛を経験していても，それを表現することも困難になります．そうした疼痛を客観的に評価して緩和に活かすため，「日本版アビー痛みスケール」や「日本語版modRDOS-4」が開発されていますのでご活用ください[20]．

[5]　家族の意向や感情への配慮とその難しさ

（1）　本人と家族へのケアとして

〈情報共有—合意モデル〉は「生命の二重の見方」理論[22]を背景としており，この理論では，「人の生命は生物学的生命を土台に，物語られるいのちが関係する人々の物語りと重なり合いながら形成されている」と考えています．誰でも自らの経験を意味づけ，また経験同士を意味づけて，人生の物語りを形成していますが，人はその物語りを自分だけでつくっているのではなく，日々，関係する他者の人生の物語りと重ね合わせながらつくっています．なぜならほとんどの人は他者との関係のなかで暮らしているからです．

人生の物語りの重なりの程度は関係性によってさまざまですが，その重なりが大きいのは，通常，生活をともにしている人たちです．そのため意思決定支援に際しては，家族の意向や感情にも応答することが求められます．家族に敬意を払いつつ意思決定支援のプロセスを進めることは，家族のためだけでなく，本人のために必要なのです．

医療・ケアチームがACPの対話のプロセスにおいて，家族に対して声をかけ対話の輪に加わるよう求めると，本人のために行う対話は家族のためにもなります．多くの家族は本人の予後が短くなるに従い予期悲嘆を経験するようになりますが，医療・ケアチームとの対話のプロセスはこうした家族に対するグリーフ・ケアにもなります．ACPの対話がもたらす支援は，看取り後に家族が抱えがちな心の問題を軽減すると報告されています[23]．なお，「生命の二重の見方」理論と人生の物語りとの関連については，先行書『臨床倫理の考え方と実践——医療・ケアチームのための事例検討法』第1章「臨床倫理の基礎」（会田薫子）もご参照ください．

（2）　家族関係による困難も

ただ，個々の家族関係は多様です．情緒的にも経済的にも複雑な関係性が入り組んでいる場合が少なくなく，その様態もさまざまです．本人に対して支配的である家族が依存的であることもあります．同一人物が本人にもたらす影響は肯定的なことも否定的なことも

あり，本人の療養環境をも左右します．また，それが他者の介在で逆の様相を呈することもあり，時と場面が違えばまた異なる状態になることもあります．そしてそれらは家族の来歴によって大きな影響を受けます．こうして本人に直接影響する他者の物語りは，ACP の対話の内容にも影響を及ぼします．

日本人の家族間，特に母子間において特徴的な「甘え」の構造[24] を指摘した精神科医の土居健郎は，西洋諸国と比較して日本人の家族関係は濃密であり，それによる諸課題が生じていると指摘しています．家族関係の濃密さは ACP の対話の性質にも影響します．

家族関係が本人の意思決定にもたらす影響を目の当たりにして，当惑する医療・ケア従事者は少なくないでしょう．そのようなときは，まず，医療・ケアチーム間で情報を共有し，戸惑いも悩みも共有することをおすすめします．悩ましさも共有しようとするチームであれば，信頼関係が次第に厚く構築されていくでしょう．それは本人・家族と医療・ケアチーム間の関係性にも影響します．医療・ケアチームのメンバー間で，そして医療・ケアチームと本人・家族間で信頼関係が厚くなれば，深刻な状況においても対応可能性が増してくると思われます．その際も，医療・ケアチームは意思決定支援の軸として，「本人を人として尊重する」というプロフェッショナルとしての倫理的姿勢を保持して対応することをチーム内で共有してください．

[6] 医療・介護をめぐる制度への留意

ここまで述べてきたように，本人の意思の尊重は意思決定支援の基本ですが，患者が言語化した意思の解釈には注意を要することが少なくありません．本人が語ることは状況に依存するため，状況が異なれば語る内容にも違いが生じるためです．

本人の言語化を左右する状況として，医療・介護システム等の法制度に関するものもあります．その制度のなかで入手可能な治療法やサービスが限定されている場合は，本人が選択可能なことは最初から限定されます．

例えば，本人が神経難病などで重度要介護の場合，障害者総合支援法のもと「重度訪問介護（第5条3項)」として 24 時間訪問介護が提供されています．このサービスの利用は家族の介護負担感を大きく低減するため，本人が療養場所の選択をする際の重要な情報となりますが，自治体によってサービス提供に差があり，それが課題とされています．介護保険制度も含め，制度の利用については医療ソーシャルワーカーや介護支援専門員からの情報提供と支援が重要です．

[7] 家族等がいない場合の意思決定支援

家族等とは本人が信頼を寄せ人生の最終段階にある本人を支える存在ということであり，法的な意味での親族関係のみを意味せず，より広い範囲の人（親しい友人等）を含みます[25]．本人の意思決定能力が不十分で，本人の意向を代弁する家族等もいない場合は，どのように意思決定を支援すべきでしょうか．これは高齢の単身世帯が増加している現在，

しばしば発生する問題です．こうした場合への対応のためにも，医療・ケア従事者は本人が意思決定能力を有する間に ACP の対話を開始し，本人の価値観・人生観・死生観に関することを把握し記録を重ねていくことが大切です．

　もし，医療・ケア従事者が関わる前に突然の疾患や事故で意思表明力を喪失し，さらに，本人の人生の物語り情報を知っている地域の人や行政担当者等もいない場合は，本人の医療・ケアの選択に関する決定は，基本的な医学的情報にもとづいて，医療・ケアチームによって最善の判断がなされます．その際，厚生労働省研究班「身寄りがない人の入院及び医療に係る意思決定が困難な人への支援に関するガイドライン」[26] をご参照ください．

　医学的な最善の判断は時代とともに変化します．医療・ケアチームはそれぞれの専門性を発揮し，時代に合った適切な判断のためにも協働してください．

4──診療録などの記録の重要性

　本人・家族等との対話のプロセスにおいて把握したことや話し合った内容を記録することも，倫理的に適切な職務遂行の一環として重要です．多職種間での情報共有のためにも，各専門職は適宜，本人・家族等との対話の内容を記録し，医療・ケアチームのカンファレンスやサービス担当者会議などで情報共有することが求められます．さらに，これらの情報は本人が入院したり施設入所したりして医療・ケアの場が移行した際には引き継がれる必要があります．

【注】
1　厚生労働省は ACP の市民への浸透を促すため，2018 年に ACP の愛称として「人生会議」を選定した．
2　「物語り」と「物語」について
　医療とケアの分野においてこの 2 つの表現は同一の意味で使用されることが多い．いずれを選択するかは研究者によるが，「物語り」を使用する研究者は「語る」という動詞に力点を置いている．物語りはナラティブ（narrative）ともいう．

【文献】
1）　厚生労働省：平成 29 年度厚生労働省委託事業「これからの治療・ケアに関する話し合い──アドバンス・ケア・プランニング」パンフレット．2018.
2）　日本医師会：「終末期医療アドバンス・ケア・プランニング（ACP）から考える」パンフレット．2018.
3）　日本老年医学会：ACP 推進に関する提言．2019（https://www.jpn-geriat-soc.or.jp/press_seminar/pdf/ACP_proposal.pdf）．
4）　Miyashita J, Shimizu S, Shiraishi R, et al.: Culturally Adapted Consensus Definition and Action Guideline: Japan's Advance Care Planning. Journal of Pain and Symptom Management 2022; 64: 602–613.
5）　Emanuel LL, Danis M, Pearlman RA, Singer PA: Advance Care Planning as a process: Structuring the discussions in practice. JAGS 1995; 43: 440–446.

6) 会田薫子：臨床倫理の基礎．臨床倫理の考え方と実践——医療・ケアチームのための事例検討法．清水哲郎，会田薫子，田代志門編，東京大学出版会，2022．

7) 会田薫子：延命医療と臨床現場——人工呼吸器と胃ろうの医療倫理学．東京大学出版会，2011．

8) 稲葉一人：医療における意思決定——終末期における患者・家族・代理人．医療・生命と倫理・社会 2003; 2: 34-51.

9) Connors AF Jr., Dawson NV, Desbiens NA, et al.: A Controlled Trial to Improve Care for Seriously Ill Hospitalized Patients: The Study to Understand Prognoses and Preferences for Outcomes and Risks of Treatments（SUPPORT）. JAMA 1995; 274: 1591-1598.

10) Gillick MR: Advance Care Planning. New Engl J Med 2004; 350: 7-8.

11) Roter D: The enduring and evolving nature of the patient-physician relationship. Patient Educ Couns 2000; 39: 5-15.

12) National Institute for Health and Care Excellence（NICE）guideline: Shared decision making. 2021（https://www.nice.org.uk/guidance/ng197/resources/shared-decision-making-pdf-66142087186885）.

13) 西川満則，高梨早苗，久保川直美，三浦久幸：アドバンスケアプランニングとエンドオブライフディスカッション．日本老年医学会雑誌 2015; 52: 217-223.

14) 会田薫子：長寿時代の医療・ケア——エンドオブライフの論理と倫理．筑摩書房，2019．

15) 清水哲郎＋臨床倫理プロジェクト：臨床倫理テキスト 臨床倫理エッセンシャルズ 2016 年春版．東京大学大学院人文社会系研究科死生学・応用倫理センター上廣講座，2016．

16) 西川満則，大城京子：ACP 入門——人生会議の始め方ガイド．日経 BP，2020．

17) AMED 長寿・障害総合研究事業長寿科学研究開発事業「呼吸不全に対する在宅緩和医療の指針に関する研究」（研究開発代表者：三浦久幸）：アドバンス・ケア・プランニング支援ガイド——在宅療養の場で呼吸不全を有する患者さんに対応するために．2022（https://www.l.u-tokyo.ac.jp/dls/cleth/acp.html）．

18) 厚生労働省：人生の最終段階における医療・ケアの決定プロセスに関するガイドライン．2018（https://www.mhlw.go.jp/file/04-Houdouhappyou-10802000-Iseikyoku-Shidouka/0000197701.pdf）．

19) 厚生労働省：認知症の人の日常生活・社会生活における意思決定支援ガイドライン．2018（https://www.mhlw.go.jp/file/06-Seisakujouhou-12300000-Roukenkyoku/0000212396.pdf）．

20) 厚生労働科学研究班「療養場所の違いに応じた認知症者のエンドオブライフ・ケア充実に向けての調査研究——COVID 19 流行の影響も踏まえて（21GB1001）」（研究代表者：三浦久幸）：認知症支援ガイド——最期まで本人の意思をくみ取ったケアを実現するために．日経 BP，2024．

21) AMED 長寿・障害総合研究事業長寿科学研究開発事業「高齢腎不全患者に対する腎代替療法の開始／見合わせの意思決定プロセスと最適な緩和医療・ケアの構築」（研究開発代表者：柏原直樹）会田薫子，大賀由花，齋藤凡，田中順也：高齢腎不全患者に対応する医療・ケア従事者のための意思決定支援ツール．2022（https://www.l.u-tokyo.ac.jp/dls/cleth/tool.html）．

22) 清水哲郎：生物学的〈生命〉と物語られる〈生〉——医療現場から．哲学 2002; 53: 1-14.

23) Detering KM, Hancock AD, Reade MC, et al.: The impact of advance care planning on end of life care in elderly patients: randomised controlled trial. BMJ 2010; 340: c1345.

24) 土居健郎：甘えの構造［増補普及版］．弘文堂，2007．

25) 厚生労働省人生の最終段階における医療の普及・啓発の在り方に関する検討会：人生の最終段階における医療・ケアの決定プロセスに関するガイドライン 解説編．2018（https://www.mhlw.go.jp/file/04-Houdouhappyou-10802000-Iseikyoku-Shidouka/0000197702.pdf）．

26) 厚生労働行政推進調査事業費補助金「医療現場における成年後見制度への理解及び病院が身元保証人に求める役割等の実態把握に関する研究」班（研究代表者：山縣然太朗）：身寄りがない人の入院及び医療に係る意思決定が困難な人への支援に関するガイドライン．2019（https://www.mhlw.go.jp/content/000516181.pdf）．

3章
ACP の日米における異同

文化的特徴の相違点と留意点

会田薫子

1——はじめに

アドバンス・ケア・プランニング（advance care planning: ACP）は米国やカナダ，オーストラリアを中心とする英語圏の諸国で先行して実践されてきました．日本では厚生労働省が 2018 年に再改訂した「人生の最終段階における医療・ケアの決定プロセスに関するガイドライン」[1] において，ACP の実践を推奨したことによって本格的に導入されました．

このように，ACP はそもそも英語圏で概念形成され実践が進められてきましたので，後発の日本は英語圏の方法論から学ぶことが多々あります．しかし，翻訳して導入しようとすると問題が発生することもあります．適切な実践のためには，英語圏の方法論から学ぶだけでなく，日本の文化や法・制度を含めた社会環境における適用方法を検討する必要があるのです．

そこで，日本の医学会として唯一，ACP に関する提言を発表している日本老年医学会の「ACP 推進に関する提言」[2]（以下，「提言」）を参照し，日米における ACP の考え方の相違とそれによる留意点について考えてみたいと思います．

2——世界の ACP 研究の現実と日本への示唆

[1]　事前指示から ACP へ

第 2 章にて詳述したように，ACP は医療・ケアを受ける患者や施設利用者や在宅医療・介護を受ける本人（以下，「本人」）が，人生の最終段階（end-of-life: EOL）に至り意思疎通困難となっても本人の意向に沿った医療・ケアを受けることができるよう，事前に本人・家族等と医療・ケア従事者間で行われる対話のプロセスです[注1]．

このような事前の取り組みとして，諸外国では ACP に先行して事前指示（advance directives）の仕組みが 1970 年代以降制度化されました．しかし，事前指示では本人の意向を尊重した EOL ケアにつなぐことは困難であることが数々の実証研究によって示されたため，事前指示を補完すべく，対話のプロセスを重視する ACP が 1990 年代に登場した

のです．そのため ACP 研究のほとんどは，以下に示すように，そもそも事前指示に取り組んできた米国を主とする英語圏の諸国から発表されてきました．

[2] 世界の ACP 研究の現実

2020 年に発表された，「過去 30 年間の世界の ACP に関する文献の計量文献学的分析」[3] と題する論文で，ACP 研究の数値的特徴として次の点が報告されています．

① 米国，カナダ，オーストラリア，西ヨーロッパ諸国からの論文がほとんど
② 特に米国から発表された論文は全体（研究論文 2,126 篇）の 61% を占める
③ 国の人口比で換算するとオーストラリアからの論文数が世界で一番多い

これが世界の ACP 研究の現実です．こうした現状について，近年，アジア諸国から文化的に多様な ACP の必要性が叫ばれるようになってきています[4]．それは医療とケアの意思決定に関する家族の関与のあり方など，社会的文化的な要因が英語圏とアジア諸国では大きく異なるからであり，特に高齢者医療において顕著だからです．その違いを認識せず，意思決定に関わる文化が異なる英語圏で形成された概念を翻訳して導入すると，思わぬ軋轢を招きかねないと指摘されています[5]．

さらに事前指示に関する法・制度も異なります．事前指示は日本では法制化されていませんが，米国とカナダとオーストラリアでは法制化され法的拘束力を持ちます．こうした相違を認識するならば，これらの 3 カ国から報告されている論文を翻訳しそのまま日本で実践に移そうとすることは適切とはいえないでしょう[(注2)]．

ACP の趣旨を理解し活用していくためには，臨床上の意思決定に関わる日本の文化的特徴および法・制度を含めた社会環境における適用方法を検討する必要があるのです．

3——定義にみる ACP の日米における異同

上述の「ACP に関する文献の計量文献学的分析」において，世界で最も ACP の論文数が多いと報告されたのは米国のレベッカ・スドーリ（Rebecca Sudore）です．スドーリは老年医学と緩和ケアを専門とする医師で，カリフォルニア大学サンフランシスコ校教授です．ACP 研究に関して世界で最も著名な研究者かつ実践家といえます．

スドーリらは ACP に関して数々の研究を行うなかで，英語圏でも分野によって幅がみられた ACP の定義を統一する必要性を認識し，総勢 52 名の医師と研究者および法律家と政策担当者らによるデルファイ法を実施し，ACP を定義化しました[6]．研究参加者の内訳は米国人 42 名，カナダ人 6 名，オーストラリア人 2 名，オランダ人 2 名でした．デルファイ法の結果，合意に至った定義を下記に示します．

Advance care planning is a process that supports adults at any age or stage of health in understanding and sharing their personal values, life goals, and preferences regarding future medical care.

以下に和訳を記します.

　　ACP は，年齢や健康の段階にかかわらず，成人が自らの価値観，人生の目的，将来の医療に関する選好について理解し共有することを支援するプロセスである.

　この定義では ACP は医療・ケアを受ける成人，すなわち意思決定可能な年齢の人が，今後の医療に関して自分の価値観と人生の目的に照らして自分自身でよく考えて理解し共有することを支援するプロセスとして表現されています.

　興味深いのは，この定義で "sharing" の相手が記載されていないことです. 私たちは自分で考えたことを誰かと「共有する」とき，どうするでしょうか？ 通常は言語で表現するでしょう. 話したり書いたりして誰かと共有します. つまり，この「共有する」は，本人が自分で言語化することを意味していると解釈すべきでしょう.

　そして，ACP における医療・ケア従事者の役割は，こうして本人がまず自分の価値観と選好を踏まえて自分の意向をよく考え，そして自分で考えたことを自ら言語化し他者と共有することを支援することとされています.

　一方，日本老年医学会「提言」では，ACP は以下のように定義されています.

　　ACP は将来の医療・ケアについて，本人を人として尊重した意思決定の実現を支援するプロセスである

　この定義はスドーリらの定義と複数の点において異なります. まず，医療・ケアを受ける本人に対して，「まず自分でよく考えて，自分で誰かに伝えましょう」というアプローチではなく，医療・ケア従事者に対し，本人を人として遇し，本人の意思を尊重するよう求めています. この違いは，日本老年医学会の定義が医療・ケア従事者を対象として発表されていることによるものではありません. スドーリらも市民ではなくヘルスケアの専門職を対象として定義化しています[6].

　これについて筆者は，意思決定の主体である患者や施設利用者をどう捉えるかによる違いであり，さらに意思決定はそもそもどのようになされるべきと考えているかによる違いだとみています.

　米国は 18 世紀の建国以来，ジョン・ロック（John Locke）のリベラリズム（自由主義）を国是としています. リベラリズムは他者から干渉されない独立した個人の選択やあり方を大切にする考え方です[7]. 臨床上の意思決定についてもリベラリズムを背景に本人の

"自律（autonomy）"を重視する考え方が主流であり，それが臨床現場で具現化したものが患者の「自己決定（self-determination）」であることは，1970年代以降，生命倫理，医療倫理および臨床倫理の分野においてよく知られてきました[8]．

　一方，日本では，本人と家族等および医療・ケア従事者間の関係性のあり方を大切にする考え方がより一般的といえます．20世紀の日本における代表的な倫理学者である和辻哲郎は，倫理とは「人と人との間柄」の問題だとしています[9]．「ひとは個人として存在しているのではない．ひととひとの『あいだ』として，人—間という『間柄』として存在している」のです[10]．和辻倫理学の「間柄的存在」の詳細については本書第6章「和辻倫理学を医療・ケアの意思決定支援に活かす」（宮村悠介）をご参照ください．アジアの他国では，特に高齢者のACPにおいては，他者との関わりの中で個人の意思形成と意思決定を捉える「関係的自律（relational autonomy）」の考え方が重要であると報告されています[11]．「自律」と「関係的自律」の詳細については，本書第7章「『自律』と『関係的自律』」（日笠晴香）をご参照ください．

　日本老年医学会が意思決定等に関してこれまでに発表した「提言」や「ガイドライン」では，"autonomy"原則を背景とした「自己決定」という用語はまったく使用されていません．自分自身のことは自分で考え決めるべきといった自律の発想は，日本の高齢者の多くには適合しないと，高齢者医療の専門家が判断しているからに他ならないでしょう．日本の文化的特徴を踏まえると，米国のリベラリズムに由来する「自己決定」という考え方とこの用語の使用には慎重に対応すべきといえるでしょう．

4——「意思決定代理人」ではなく「代弁者」

　事前指示が法制化されている米国，カナダ，オーストラリアなどでは，その制度のなかで「意思決定代理人」が法的な立場として位置づけられており，ACPのプロセスでは意思決定代理人を選定することが重視されています．スドーリらが開発したACPのオンライン・ツール"PREPARE"では，まず，各人は自らが意思決定困難となった場合の意思決定代理人を決めることになっています[12]．

　一方，日本では「意思決定代理人」は法的な立場ではありません．日本でも本人が意思決定困難な状態となった際には，家族がいれば家族に意向を確認する医師がほとんどでしょう[13]．しかしここで検討を要するのは，位置づけが曖昧なまま「意思決定代理人」と呼ぶ臨床実践を是認すべきかどうかという問題と，家族の誰かを「意思決定代理人」と呼ぶべきかどうかということです．

　日本と英語圏の諸国では，EOLの意思決定について家族の関与のあり方に相違が大きいことは，過去数十年間に多数の先行研究が報告しています[14]〜[16]．特に日本におけるEOLの意思決定では，本人よりも家族の意向が尊重されがちであることは従来からよく知られており[17][18]，その傾向は現在でも続いていると報告されています[19]〜[21]．

このような家族の関与のあり方を認識したとき，高齢患者の家族のなかで息子や娘等が「意思決定代理人」と呼ばれると，本人の意向ではなく「意思決定代理人」あるいは「意思決定代理人」を含めた家族の意向で意思決定される傾向が一層強くなるのではないでしょうか．これは「意思決定代理人」と呼ばれた日本の息子・娘等が英語圏の息子・娘等よりも親を思わぬ自分勝手な人たちだからということではなく，日本文化における家族の関係性のあり方がそのような結果をもたらすのです．

そのため，日本老年医学会「提言」では，意図して「意思決定代理人」という用語を用いず，「代弁者」という名称で項目を設け，以下のように記述し，あくまで本人の意向を「代弁」することを家族らに求めています[2]．

本人の意思決定能力が低下した場合であっても本人の意向を尊重することが大切である．そのために代弁者を選定する．代弁者は本人の意向によって選定されることが望ましく，代弁者となる人は自分が代弁者であることを承認していることが必要である．すでに本人が意思を表明できなくなっている場合は，本人と信頼関係があり，本人の価値観を理解した上で本人の推定意思を伝えることができる人が関係者の合意の上で代弁者となることが，本人の意思をくむために重要である．

なお，厚生労働省「人生の最終段階における医療・ケアの決定プロセスに関するガイドライン」も，本人の意思が不明な場合は，本人の意思を推定し医療・ケアチームに伝えることを家族等に求めています[1]．つまり，家族等に求めているのは「代弁」することであり，「代理決定」することではないのです．

臨床現場において，医療・ケア従事者は家族等に対し，本人の気持ちや意向を「代弁してください」と求めることが大切といえるでしょう．そうすると，心ある家族であれば，本人の意向を「代弁」しようとするでしょう．

5──事前指示の位置づけ

[1] 法制化している諸国と日本との違い

すでに述べたように，ACP は英語圏で概念形成され日本に導入されましたが，そもそも事前指示を法制化している諸国と法制化していない日本では，ACP の実践における事前指示の位置づけには大きな違いがあります．

事前指示を法制化している国々では ACP のプロセスにおいて，リビング・ウィルや意思決定代理人の氏名を記した事前指示書を作成することに重点を置いています．事前指示書が法的効力を有する文書であることを考えれば，その作成に力点が置かれるのは当然といえるでしょう．

そして，これらの国々の論文を参照した日本人医師や研究者が，「ACP の要点は事前指示書を作成することと意思決定代理人を決めること」と誤解しても不思議ではありません[注3]．しかし，ACP の実践とその結果には制度の違いが大きく影響するのです．それを認識することは，ACP と事前指示の意味を混同しないことにもつながります．

[2] 事前指示の文書化と法制化に関する日本人の消極性

日本老年医学会「提言」では，「本人の意向の文書化とその意味」という項目において，「リビング・ウィルなどの事前指示書の作成は適切な時と場面において推奨される」と記載しています．つまり，事前指示書の作成は必須ではなく，ひとりひとりの意向に合わせて対応することを求めています．

その背景には，事前指示に関する日本人の消極性や否定的態度があります．こうした傾向は数々の意識調査で示されていますが，そのなかで最も規模が大きい厚生労働省の調査の結果を見ると，2018 年の報告[22] では，事前指示書の作成について「賛成」とする市民は 66%，「反対」は 2%，「わからない」は 29% でしたが，この設問で「賛成」と回答した市民（n＝642）に対して事前指示書の作成状況を質問したところ，「作成している」と回答したのは 8% でした．つまり，総論賛成でも自分のこととなると積極的ではないことがみてとれます．

また，同一の調査のなかで，事前指示を法律で定めるべきかどうか質問したところ，市民（n＝973）の回答は「定めてほしい」が 22%，「定めなくてもよい」が 35%，「定めるべきではない」は 10% でした．つまり，法制化に否定的な回答は肯定的な回答の 2 倍でした．同一の調査で，医師（n＝1,088），看護師（n＝1,620），介護職員（n＝537）は，いずれも約 4 割が「定めなくてもよい」と回答し，「定めるべきではない」という回答も各職種で 1 割前後みられました．法制化に最も否定的な回答をしたのは医師でした．

厚労省が 5 年後の 2022 年に実施した調査[23] で事前指示を法律で定めるべきかどうか質問したところ，市民（n＝3,000）は「定めてほしい」が 20%，「定めなくてもよい」は 36%，「定めるべきではない」は 8% で，やはり法制化に否定的な回答が肯定的な回答の 2 倍以上みられました．同一の調査で医師（n＝1,462）は「定めてほしい」が 23%，「定めなくてもよい」が 45%，「定めるべきでない」が 16% で，法制化に最も否定的な回答をしたのは今回も医師でした．これは医師の多くが臨床現場の実情に鑑み，法制化すると問題が発生するとみていることによるのではないでしょうか．これらの結果をみると，日本で事前指示を法制化することは，現在はもちろん，近未来も困難といえるのではないでしょうか．

このような現状の日本で本人・家族等に対して事前指示書への記載を求める際には，慎重さが求められます．本人側が躊躇しているときに医療・ケア従事者側が文書への記載を強く求めると，本人・家族等との信頼関係を損なう恐れもあることに留意すべきでしょう．

[3] 本人が事前指示書の作成に関して積極的な場合

他方，エンディングノートやリビング・ウィルを準備したり，それらに関心を有する人もいます．そのように事前指示書の作成に積極的な人については，医療・ケア従事者はその書き方について相談に応じることが大切です．

しかしその場合でも，事前指示書は一度記載して完成版となるものではなく，ACP の対話のなかで継続的な見直しが求められることを伝える必要があります．適切に作成された事前指示書は多職種と本人・家族等にとって，意思決定に関わるコミュニケーションのためのツールとして役立ちます．

6──本人の意思の把握に関して

[1] 忖度文化における言語表現

日本老年医学会「提言」の定義には，「本人を人として尊重した意思決定の実現を支援する」とあります．「人として尊重」という表現は，米国のスドーリらの定義にも，西洋諸国の他の定義にも見当たりません．

それにもかかわらずこの表現が採用された理由はおもに 2 点あります．1 つは，本人を人として尊重しつつ医療・ケアを提供するという臨床倫理の原則に沿った仕事の進め方を医療・ケアチームに推奨すること，そしてもう 1 つは忖度文化の日本においては，本人が自らの選好や意向として言語化したことは，必ずしも真意とは限らないという文化的な特徴を踏まえたことによります．自らの考えを率直に述べることを控えるという社会的な傾向を認識したうえで採用された表現なのです．臨床倫理の原則については，先行書『臨床倫理の考え方と実践』（東京大学出版会，2022）の第 1 章「臨床倫理の基礎」（会田薫子）をご参照ください．

また，「以心伝心」という言葉があるように，非言語的な表現であっても，家族等や医療・ケア従事者が本人の真意を察することは多々あります．察することが相互に期待される場面も日常的です．ちなみに，英語には「以心伝心」を直接意味する単語はありません．言葉がないということは，その概念が存在しないことを意味します[注4]．

そこで，「提言」では「本人の意思をよりよく尊重するために」という項目が設けられ，以下のように記載されています．

本人が意思決定能力を有すると判断された場合でも，本人が言語化したことは「気持ちの何らかの表現」であり，本人の意向そのものではないことも多い．医療・ケア従事者は，本人が言語化した「意向」の背景に思いを致すことも大切である．

これは日本の歴史・文化によるところが大きいと思われる．高齢者の発言に限ったこ

とではないが，日本人が何かを言語化する場合，周囲や関係者への配慮や遠慮がみられるのは通常のことである．特に明確な自己表現を控えることを伝統的に求められてきた日本社会においては，臨床上の意思決定の場において明確な意向を尋ねられても，躊躇する人が少なくないのはむしろ自然である．

「提言」はこうした日本社会において，本人に敬意を払い，人として遇し，その意思を尊重するために，本人が言語化したことも，非言語で表現していることについても，慎重さをもってケア的な姿勢で対応することを医療・ケア従事者に求めています．

[2]　超高齢世代の社会通念を認識すること

既述のように，日本人の EOL ケアの意思決定には，通常，家族が大きく関与します．この傾向は特に超高齢世代で顕著です．日本の超高齢世代には戦前・戦中の家父長制度下で家庭教育および学校教育を受けた人たちが多く，現在でも長男の意向を重んじる傾向があります．特に超高齢女性の多くには，仏教と儒教に由来するという「老いては子に従え」という考え方が社会通念としてみられます．

この通念は複数の意味で医療・ケアチームに対応を迫ります．その一つは，この通念があるからこそ，本人の真意を尊重するために，本人に真意の言語化を促すことが必要であると認識することです．しかし他方では，本人がこの通念を当然のこととして認識している場合，「息子さんの言う通りにしなくてもよいのですよ．あなたの本当のお気持ちは？」と本人に言語化を迫ることは，本人に心理的侵襲をもたらし，目の前の医療・ケア従事者に対する不信を惹起する恐れすらあります．

そのようなわけで，医療・ケア従事者は超高齢世代の物事の考え方と認識の仕方に関する想像力を働かせ，ひとりひとりについて本人の反応をみながら慎重に対応することが求められています．

[3]　本人・家族側が「お任せ医療」を求めるとき

日本では本人が「信頼する先生に任せる」と希望することは現代でもしばしばあります．特に超高齢患者にはこのような傾向がみられます．本人の気持ちを代弁する家族等も「お任せします」ということが少なくありません．これを「パターナリズムへの逆行」とみる医療・ケア従事者もいますが，そうとはいえないでしょう．なぜなら，「任せる」「託す」ことを決めるのは本人側だからです．

共同意思決定（shared decision-making: SDM）が主流の現代に，本人・家族側から「任された」医療者は，本人のそれまでの言動などから本人の価値観・選好を把握し，意思決定の分岐点（第 1 章と第 2 章をご参照ください）において，そのつど，本人・家族側に医療情報を説明し，本人の意向に沿った意思決定に至るよう，努めることが求められます．さらに，SDM の時代に「任された」医療者は単独で方針を決定するのではなく，医療・

ケアチームで対応することが求められているので，本人の視点から本人にとっての最善の選択肢をチームで多角的に検討することが求められます．すると，これも SDM における意思決定支援に相当するといえます．

7──「おのずから」と「みずから」──日本思想から学ぶ

　本人・家族側と医療・ケアチーム側が対話しながら進める ACP のプロセスにおいて，日本人はそもそもどのような言葉を使い，どのように考え判断するのか，日本思想の知見から考えてみたいと思います．国語学者の大野晋がいうように，「日本の言葉が日本人の考え方をどのように決めて来たか，また，日本人の考え，感覚がどのように言葉に反映しているかを具体的にみること，（中略）それは日本人の暮らしの習慣や，それについている感情や判断の仕方などの本当の姿を，私たちに見せてくれるかもしれない」からです[24]．

　例えば意思決定に関して，倫理学者で日本思想研究者の竹内整一は，ある言葉による特徴的な表現に着目し，以下のように述べています．

> 　われわれはしばしば，「今度，結婚することになりました」とか，「就職することになりました」という言い方をするが，そうした表現には，いかに当人「みずから」の意志や努力で決断・実行したことであっても，それはある「おのずから」の働きでそうなったのだと受けとめるような受けとめ方があることを示している[25]．

　結婚する当事者二人は自分たちで結婚することを決めたはずですし，就職する当人は自分の意思で就職を決めたはずですが，それを誰かに話す場合，通常，日本人の会話では，「なりました」と表現することが多いのです．つまり，自分たちを主語として「私たちは〇〇します」とは言わず，自然にそうなったかのように「なりました」と言うのです．もし，「なりました」と表現できない状況であれば，それは何らかの障壁があってスムーズな経過ではなかったことが含意されている場合もあるといえるでしょう．

　哲学者の三木清がいうように，「我々の行為は，我々の為すものでありながら，我々にとって成るものの意味をもっている」[26] のです．これは日本語の表現においては主語が省略されがちであることと関連していると考えられます．

　「おのずから」と「みずから」の起源はどこでしょうか？　精神科医で思想家の木村敏は次のように述べています．

> 　日本語では自己のことを「みずから」と言い，自然さのことを「おのずから」という．この二つの語は，古代中国から漢字が渡来して以来，同じ一つの文字「自」によって表記されることになった．当時の日本人は，自己と自然とのあいだに，同じ一つの「自

の現象態として，内外の別を超えた本質的な共属性を見て取っていたのである．仏教の思想とともに「自然」という漢語は（多くの場合，呉音で「じねん」と読まれて）「おのずから」，「あるがまま」の意味で日常語として定着して行った[27]．

　これらのことから考えると，日本人の ACP の対話においては，「なりました」といえる状況になること，換言すれば，当該の医療・ケアの選択とその結果が「おのずから」であると関係者が認識するように，対話のプロセスを経ることが大切だといえるのではないでしょうか．つまり，関係者の納得と自然な成り行き感が重要であると考えます．

　その意味では，日本の ACP において求められている対話は「おのずと決まることにつながる対話」といえるでしょう．これは米国の ACP における対話が，「本人が決定したことを実現するための対話」であり，「本人がみずから決めることを支援するための対話」であって，その手段として事前指示や意思決定代理人の指名が推進されていることと対照的であるといえるでしょう．

　ただ，「おのずから」には問題もあり，竹内は次のように述べています．

　　そこには，「みずから」と「おのずから」，自己と自然，またひいては自己と他者との暗黙のうちでの通底性・連続性が前提されている．そうしたあり方が，「甘え」（土居健郎）とも「空気」（山本七平）とも，また「無責任の体系」（丸山真男）とも，さまざまに批判されてきたところのものである．（中略）きわめて曖昧・無責任な，雑然とした成り行き主義であると批判されてもきた[25]．

　では，このように無責任な「おのずから」にしないために必要なことは何でしょうか？それは根拠を踏まえて情報共有し，最善の判断に至るために対話を重ねることではないでしょうか．つまり，本人の生物学的な状態に関する適切な診断と医学的証拠を踏まえた治療・ケアの選択肢とその益と害について情報共有し，本人の人生の物語りに関する情報も共有し，本人の人生の物語りの視点から本人にとっての最善の選択は何かをともに検討する〈情報共有─合意モデル〉（第2章をご参照ください）に沿った対話のプロセスを経て合意形成に至ることといえるでしょう．このプロセスを可能にするために，医療・ケア従事者同士および医療・ケアチームと本人・家族は相互に敬意をもって対応し，信頼関係を構築することが求められます．

　こうして根拠と情報共有と対話と納得が生む「おのずから」は，互いに空気を読んで忖度しつつ何となく結論に至りその結果について誰も責任を取らない「おのずから」とは性質が異なることは明白です．

　日本の ACP を英語圏諸国の模倣ではなく，日本人の思考のあり方に沿って心の安寧が得られるものとし，かつ，無責任な成り行き主義の産物としないためにも，医療・ケアチームは倫理的な姿勢をもって，本人・家族等と適切に情報共有しながら，ひとりひとりに

対応する必要があるといえるでしょう.

8——おわりに

　本章で取り上げた日本老年医学会「提言」や厚労省の意思決定に関わるガイドラインを含め臨床倫理の提言やガイドラインは, 意思決定支援のために策定されています. 意思決定のあり方はそれぞれの文化によって異なるため, 臨床倫理ガイドラインは診療ガイドラインとは異なって, それぞれの社会的文化的特徴を踏まえて策定され運用される必要があるといえます[28].

　社会的文化的特徴が大きく関わる臨床倫理ガイドラインについては, 世界標準は存在しないといえるのではないでしょうか. 日本の臨床倫理の提言やガイドラインが国際的に通用するということは, 英語圏に合わせることを意味しません. 文化的な土台を認識した慎重な ACP が求められているといえます.

　しかし, 日本と英語圏諸国との違いは左右の違いのようなものではなく, それぞれの社会にはさまざまな考え方の人たちがいますし, 同一人物でも状況によって考え方や判断は変化しますので, そのときどきにおけるひとりひとりを人として尊重する意思決定支援が求められているということは, いうまでもありません. 第1章および第2章にて詳述したように, 意思決定支援に際しては, 本人の価値観にもとづいた本人の意思の尊重を軸としてください.

【謝辞】　本稿の執筆に際し, 早川正祐氏（東京大学）に草稿を読んでいただき, 有益な助言をいただきました. 心から感謝申し上げます.

【注】
1　ACP は EOL のためだけではないという議論もあるが, 本書では, EOL のために対話のプロセスを継続することは, EOL に至る前の対話を促進することでもあるので, それは同時に EOL 以前の意思決定支援にもなるという概念理解をしている. これは日本老年医学会「提言」で, 「現在進行中のプロセスであるケア・プランニング（care planning）と ACP は連続的」としていることと関連している.
2　日本の医師・医科学研究者は, 日頃, 英語文献から医学的な知見を学んでいるため, ACP などの意思決定支援に関わる実践についても英語文献を手本として翻訳学習すべきと考えているようである. しかし, 医科学に関わる変数と意思決定に関わる変数は異なる. 医科学は基本的に生物学的な事柄に基づくため, 統計分析をもとにすればいわゆる「世界標準」が確立されやすい. そのため, 疾患の診療ガイドラインは世界で共通理解を得ることが可能な場合が多い. 人種差・民族差を認識しつつも概要は共通している. それは世界中の人間は一種類の生物（ホモサピエンス）であり, 生物学的生命（身体）のレベルで変数が共通しているからである.
　　他方, 意思決定支援を含め臨床倫理に関わる事柄については, 医学的な情報を土台とし, 当該社会における意思決定に関わる家族の関与のあり方などの社会的文化的特徴と, それを背景とした倫理観の相違を認識しつつ検討する必要がある. 同時に, 意思決定に係る法・制度の違いも踏まえることが求められる. そのため, 英語圏で確立された意思決定支援の方法論を「世界標準」とするこ

とには無理があるのである．つまり，意思決定支援に関する臨床倫理ガイドラインの策定に際しては，診療ガイドライン策定とは異なる考え方が必要となるのである．

なお，医師は一般にガイドラインというと診療ガイドラインを念頭に置くため，臨床倫理ガイドラインとの違いを困難に感じる傾向があることについては，筆者よりも先に田代志門が指摘した．

3 日本でも制度改正によって事前指示書の作成が必要になったと認識している医療・ケア従事者がいるが，それは誤解である．平成 30 年度診療報酬改定によって，療養病棟入院基本料・地域包括ケア病棟入院料・入院医療管理料の施設基準として，各医療機関における「看取り指針」の策定が要件となったが，「看取り指針」は事前指示書の作成を要件化していない．ACP の対話の内容を記録することは医療・ケア従事者の職務である．「看取り指針」の中に事前指示書を含めている医療機関は独自の判断をしていると思われる．

4 「以心伝心」という言葉が英語にないことについて，類似の表現に「暗黙の了解」（tacit understanding）があるという指摘があるが，「暗黙の了解」は暗黙のルールで不文律を意味し，以心伝心とは異なる．

【文献】

1) 厚生労働省：「人生の最終段階における医療の決定プロセスに関するガイドライン」の改訂について．2018（https://www.mhlw.go.jp/stf/houdou/0000197665.html）.

2) 日本老年医学会：ACP 推進に関する提言．2019（https://www.jpn-geriat-soc.or.jp/proposal/acp.html）.

3) Liu CJ, Yeh TC, Hsieh MH, et al.: A Worldwide Bibliometric Analysis of Publications on Advance Care Planning in the Past 3 Decades. Am J Hosp Palliat Care 2020; 37: 474–480.

4) Chen SY, Lin CP, Chan HY, et al.: Advance care planning in Asian culture. Jpn J Clin Oncol 2020; 50: 976–989.

5) Zager BS, Yancy M: A call to improve practice concerning cultural sensitivity in advance directives: A review of the literature. Worldviews Evid based Nurs 2011; 8: 202–211.

6) Sudore RL, Lum HD, John J, et al.: Defining advance care planning for adults: a consensus definition from a multidisciplinary delphi panel. J Pain Symptom Manage 2017; 53: 821–832.e1.

7) フリーデン，マイケル：リベラリズムとは何か．ちくま学芸文庫，2021.

8) Beauchamp TL, Childress JF: Principles of biomedical ethics. 6th ed. Oxford University Press, 2008.

9) 和辻哲郎：人間の学としての倫理学．岩波書店，2007.

10) 熊野純彦：「和辻哲郎と私」，わが師・先人を語る 1．上廣倫理財団編，弘文堂，2014, pp. 51–89.

11) Lin CP, Cheng SY, Chen PJ: Advance care planning for older people with cancer and its implications in Asia: Highlighting the mental capacity and relational autonomy. Geriatrics 2018; 3: 43.

12) Sudore RL, Feuz BJ, McMahan MA, et al.: Effect of the PREPARE website vs an Easy-to-Read advance directive on advance care planning documentation and engagement among veterans: A randomized clinical trial. JAMA Intern Med. 2017; 177: 1102–1109.

13) Aita K, Takahashi M, Miyata H, et al.: Physicians' attitudes about artificial feeding in older patients with severe cognitive impairment in Japan: a qualitative study. BMC Geriatr 2007; 7: 22.

14) Voltz R, Akabayashi A, Reese C, et al.: End-of-life decisions and advance directives in palliative care: a cross-cultural survey of patients and health-care professionals. J Pain Symptom Manage 1998; 16: 153–162.

15) Akechi T, Miyashita M, Morita T, et al.: Good death in elderly adults with cancer in Japan based on perspectives of the general population. J Am Geriatr Soc. 2012; 60: 271–276.

16) Nakazato K, Shiozaki M, Hirai K, et al.: Verbal communication of families with cancer patients

at end of life: a questionnaire survey with bereaved family members. Psycho-Oncology 2018; 27: 155–162.

17) Kai I, Ohi G, Yano E: Communication between patients and physicians about terminal care: A survey in Japan. Soc Sci Med. 1993; 36: 1151–1159.

18) Akabayashi A, Fetters MD, Elwyn TS: Family consent, communication, and advance directives for cancer disclosure: a Japanese case and discussion. J Med Ethics 1999; 25: 296–301.

19) 飯島祥彦：認知症患者におけるインフォームド・コンセントの取得の現状に関する調査．生命倫理 2017; 27: 79–86.

20) 島田千穂，多賀努，松家まゆみほか：ケアマネジャーのエンドオブライフに向けた対話と看取りへの関与との関連．老年社会科学 2023; 45: 191–199.

21) 小松亜弥音，斎藤民，平川仁尚ほか：療養場所別の認知症者に対する意思決定支援の実施状況．第65回日本老年社会科学会大会．パシフィコ横浜ノース，2023.6.17.

22) 厚生労働省：人生の最終段階における医療の普及・啓発の在り方に関する検討会「人生の最終段階における医療に関する意識調査」報告書．2018年3月（https://www.mhlw.go.jp/toukei/list/dl/saisyuiryo_a_h29.pdf）.

23) 厚生労働省：令和4年度人生の最終段階における医療・ケアに関する意識調査の結果について（報告）．2023年6月2日（https://www.mhlw.go.jp/content/12601000/001103155.pdf）.

24) 大野晋：日本語の年輪．新潮文庫，1966.

25) 竹内整一：やまと言葉で哲学する――「おのずから」と「みずから」のあわいで．春秋社，2012.

26) 三木清：哲学入門．岩波新書，1976.

27) 木村敏：あいだ．ちくま学芸文庫，2005.

28) 会田薫子：日本老年医学会「ACP推進に関する提言」の意義――社会的文化的特徴を踏まえることの重要性．老年内科 2020; 2: 539–545.

4章 エンドオブライフ・ケアの倫理

会田薫子

1──はじめに──用語の整理

現在の医療・ケアの現場では,「末期医療」「終末期医療」「ターミナル・ケア」「エンドオブライフ・ケア」「人生の最終段階における医療・ケア」など類似の用語が混在していて,紛らわしさを感じている人が少なくないようです.そこで本章では,まず用語の整理をします.

「ターミナル・ケア」は,近年,ほとんど使用されなくなり,代わりに「エンドオブライフ・ケア（end-of-life care: EOL ケア）」が汎用されるようになってきました.「ターミナル・ケア」は 20 世紀後半に,おもに末期がん患者への対応に際して使用されていました.しかしその後,がんはもとより,慢性臓器不全,神経変性疾患,脳血管疾患等にも対応する必要性が認識されるようになり,それらの状態を幅広く包摂する概念として「エンドオブライフ・ケア」が使われるようになったといわれています[1].

日本では厚生労働省（以下,「厚労省」）が 2015 年に,医療の意思決定に関して,「終末期医療」に替えて「人生の最終段階における医療」という用語を使用すると発表しました.その際,厚労省はこの用語の更新に関して,「最期まで尊厳を尊重した人間の生き方に着目した医療を目指すことが重要であるとの考え方による」と説明しました[2].

従来,「終末期医療」というと,医師が生命予後の診断にもとづき医学的に判断するものとされてきましたが,医療・ケアの意思決定においては医学的な判断を土台として,本人の生き方,すなわち人生の視点から支援することが求められているのです.

これを踏まえ,本書では,「人生の最終段階」と「エンドオブライフ（EOL）」を同義として,そして「人生の最終段階における医療・ケア」を「エンドオブライフ・ケア（EOL ケア）」と同義として扱います（**Box 1** 参照）.

なお,「生命予後が半年未満のがん末期」などという場合の「末期医療」や「終末期医療」という用語は本書でも使用されています.この場合は医学的な判断として使用されていると考えてください.

医療・ケアの意思決定支援に際しては,生命予後を数値化可能か否か,また死期が間近に迫っているかどうかという狭義の医学的な「終末期」の考え方よりも,一人ひとりの生

　英語の "care" は「ケア」と和訳されることが多いですが，"care" は多義的で，医療とケアの分野に限定した場合でも，この 2 つの言葉は同義とはいえませんので，解釈には注意を要します．日本語の「ケア」には，通常，医療行為は含まれませんが，英語の "care" は医療とケアの両方を包含しうるのです．例えば，「集中治療」は "intensive care" といいます．この場合の "care" は高度かつ侵襲性の高い医療行為も含めた医療を指しています．他方，"care" が日本語の「ケア」を指していることもあります．例えば，高齢者のための介護は "nursing care" といいます．そのようなわけで，"care" は文脈によってその意味を判断する必要があるのです．

　本章の課題の "end-of-life care" は医療とケアの両方を包含しており，その意味でも「人生の最終段階における医療・ケア」と同義といえます．

き方を尊重すべく，より広い意味で「EOL ケア」あるいは「人生の最終段階における医療・ケア」の考え方で対応すべきと考えます．そのようなわけで，「EOL ケア」の期間は短期間の場合もあれば年単位になることもあります[3]．

2── 緩和ケアの重要性

　EOL ケアの実践に際しては，緩和ケアの考え方と方法で対応することが大切です．英国で国民皆保険制度を運営する NHS（National Health Service）は，EOL ケアは緩和ケアの一形態だとしています[3]．

　世界保健機関（WHO）の改訂版定義（2002 年）によると，「緩和ケアとは，生命を脅かす病に関連する問題に直面している患者とその家族の QOL（quality of life）を，痛みやその他の身体的・心理社会的・スピリチュアルな問題を早期に見出し的確に評価を行い対応することで，苦痛を予防し和らげることを通して向上させるアプローチです」[4]．つまり，緩和ケアは QOL の維持・向上のための包括的な医療・ケアであり，疾患の早期から苦痛の予防も含めて対応するもので，EOL には特に重要とされています．

　世界医師会「患者の権利宣言」は，可能な限りの苦痛緩和は患者の基本の権利であると謳っています[5]．日本でも厚労省「人生の最終段階における医療・ケアの決定プロセスに関するガイドライン」[6] および各医学会の提言やガイドラインも，緩和ケアの一層の充実を呼びかけています．

　本書第 2 章でも述べたように，患者・施設利用者（以下，「本人」）が経験している疼痛，不快感，苦悩を可能な限り緩和することは，本人を人として尊重する医療・ケアを実践するために重要であるだけでなく，それによって本人の意向表明力および意思決定力の向上を促すためにも必要です．

　しかし，緩和ケアというと末期がんを連想する人たちがいまだに少なくありません．

WHO が 1990 年に発表した最初の緩和ケアの定義はおもに末期がん患者を想定し、日本でも緩和ケア診療加算の対象ががん患者とエイズ患者に限定されていた期間が長く続いたからでしょう。しかしながら、日本でも 2018 年からは末期心不全患者も緩和ケア診療加算の対象に含まれるようになりました。また、臨床現場では緩和ケアの重要性に関する意識が高まり、緩和ケア診療加算の有無を問わず、種々の慢性臓器不全、神経変性疾患、認知症、老年症候群など多分野の患者に対して緩和ケアの精神で医療・ケアを提供し、本人と家族の QOL の維持・向上に取り組む医療・ケア従事者が増えています。緩和ケアの理解促進のために、さらなる市民啓発が求められています。

3——延命医療の差し控えと終了について

緩和ケアの精神で EOL ケアを行うことは基本的に重要ですが、医療技術の進展と汎用に伴って、どこまで治療を行うべきかという問題が、20 世紀後半以降、先進国共通の課題となりました。

延命医療、すなわち生命維持治療 (注1) をめぐる難題に対して世界で最初に取り組んだ米国では 1978 年に、医学と医療技術の進展に伴って発生した倫理的・法的問題に関する研究を諮問するため、有識者による大統領委員会を組織することが決定されました。同委員会は全脳死を死と定義することの是非についてまず議論し、これを是とし、次に、全脳機能を喪失してはいないが大脳機能を喪失した患者における治療の継続に関する問題についての議論も必要と認識し、1983 年、延命医療の差し控えと終了 (**Box 2** 参照) に関する報告書[7] をまとめました。同報告書は大脳機能を喪失した患者、判断能力を喪失した患者や重度障害を有する新生児等について、医療に関する意思決定のあり方を検討することが重要とし、同時に、医学的介入に応答しない状態に陥った患者に対し、敬意を持って支持的なケアを提供することの重要性を指摘しました。

次いで、米国の独立型の生命倫理研究機関であるヘイスティングス・センター (The Hastings Center) は 1987 年、延命医療の終了を死にゆく患者のケアという視点で記述したガイドラインを発表し、「患者の視点から治療の利益と負担を明らかにし、その負担が利益を上回る場合には、治療を差し控えたり一旦開始した治療を終了したりすることは倫理的に許容できる。ただし、利益と負担のいずれが上回るか判断が困難な場合には治療を行うべきである。もし、治療が病態生理学的な目的を達成できず、病態生理学的な利益を患者にもたらさないことが明白な場合には、治療を行う義務はない」[8] としました。このガイドラインは医学、倫理学、公共政策学、法学、宗教学等の専門家の学際的な集団によって策定されました。

また、医師の多くは一般に、一旦開始した治療を終了して看取るよりは、最初からその治療を行わないこと、すなわち治療を差し控えることによって対応したいと考えがちであることから、同センターのガイドラインは、「差し控えは倫理的に許容されるが終了は許

　本章では，適切な意思決定プロセスを経て，何らかの治療が本人にとって不要となったと判断された場合にその治療を終えることについて，「治療の終了」という表現を使用します．英語圏では "withdrawal of treatment" や "withdrawal of care" が使われています．これについて日本では 1990 年代から一般に，治療の「中止」と訳されてきました．しかし，「中止」は「中途でやめること，また，予定していたことがらを取りやめること」（岩波国語辞典）を意味します．つまり，適切な意思決定プロセスを経て判断された後に治療をやめることは「中止」ではないので，治療の「中止」ではなく治療の「終了」という表現を用います．治療の「中止」という場合は治療の「終了」とは異なる状況を指すと理解しています．

容されないという認識は間違っている．治療の差し控えと終了の間には確かに心理的な相違はあるが，その相違は倫理的考察のスタートであり結論を決定するものではない」としました．

　その後，米国においては，法は治療の終了（withdrawal of treatment）と治療の差し控え（withholding treatment）の双方を，治療をなしで済ませること（forgoing treatment）として等価と扱い，「延命医療が患者の利益とならないと判断された場合の治療の終了は法的・倫理的に許容される．差し控えが許容される状況では終了も許容される．差し控えと終了の間には倫理的に差がない」[9] と判断されるようになりました．倫理的に差がないとされている理由の 1 つは，差し控えにしても終了にしても，医学的判断が適切であれば結果は同様であるはずということです．結果が同様ならば，同様に判断するということです．

4——日本におけるガイドライン策定

　日本において，一旦開始した治療を終了して看取ることが深刻な社会問題として認識される契機となったのは，2004 年の北海道立羽幌病院「事件」でした．このケースでは誤嚥窒息のため心肺停止状態で搬送された 90 歳の患者に心肺蘇生法を行い，心拍再開後に脳死のような状態と診断した医師が人工呼吸器を取り外して看取ったことについて，同医師から報告を受けた警察が捜査し，医師が殺人容疑で書類送検されたという「事件」でした．

　羽幌「事件」後，2006 年に富山県の射水市民病院で医師が 7 人の末期患者から人工呼吸器を外して看取ったことに対して，病院長が市に報告し，捜査当局が殺人容疑での捜査を開始したことで，これが緊急の社会的問題とみなされるに至りました．羽幌「事件」と射水「事件」の担当医師は最終的に不起訴ではありましたが，延命医療を終了して看取ることの法的な意味が問われたことによって，日本社会でもこの種の問題にどのように対応

すべきか，社会的コンセンサスを形成することが喫緊の課題として認識されるようになりました[10]．

そこで厚労省は検討会を発足させ，2007年に国として初めての指針である「終末期医療の決定プロセスに関するガイドライン」を発表しました．同ガイドラインは，医師単独ではなく医療・ケアチームで対応すること，本人の意思を尊重し本人・家族と医療・ケアチームが徹底した合意主義によって意思決定すること，緩和ケアを充実させること，という3点を要点としました．その後，上述のように，このガイドラインは2015年に「人生の最終段階における医療の決定プロセスに関するガイドライン」と改称され，2018年には「ケア」が追記され「人生の最終段階における医療・ケアの決定プロセスに関するガイドライン」[6]へと再改称されました．2018年には名称だけでなく，ガイドラインの内容も改訂され，4点目の要点として，ACP（advance care planning）の実践が推奨されるようになりました．

これは意思決定プロセスに関するガイドラインであり，延命医療を終了して看取る判断基準や，治療を終了した医師の法的免責に関しては言及していません．そのため，医師らから批判の声が上がりました．つまり，羽幌「事件」や射水「事件」後，ある明確な時点で人工呼吸器等を外すことが違法とみなされないという条件の明示を求める医師は，そのような条件が示されていないガイドラインでは臨床現場では役に立たないと主張したのです．

そうした批判に対して，厚労省ガイドライン検討会座長の樋口範雄は，もし，治療の終了基準や法的免責基準を国のガイドラインで示せば，EOLケアのあり方が「点」としてルール化されることとなり，ガイドラインの文言が硬直的に解釈され，本人にとっての最善を探ることよりも，その基準に沿うか否かという判断が臨床現場でなされることになり，適切なEOLケアのあり方とその判断に反する事態を招く恐れがあると述べ，意思決定プロセスのガイドラインであることの意義を強調しました[11]．

このように，同ガイドラインは本人の医学的状態や事前指示の有無によって画一的な対応がとられることを避け，ひとりひとりにとってもっとも望ましいEOLケアを「線」で探り，関係者が話し合って意思決定するルールとその考え方を意図したものといえます．このガイドラインを含めEOLにおけるガイドラインと法についての解説は，第5章「エンドオブライフ・ケアをめぐる法とガイドラインの理解」（樋口範雄）をご参照ください．

なお，厚労省が2007年に最初のガイドラインを発表した後，日本救急医学会，日本集中治療医学会，日本循環器学会，日本老年医学会，日本透析医学会等が続々とEOLケアの意思決定プロセスに関するガイドラインや提言を発表しました．2007年以降，これらのガイドライン等に沿って意思決定支援し，人工呼吸管理や人工的水分・栄養補給法（AHN: artificial hydration and nutrition）を含め医療行為を終了したことに関し，警察・検察が介入したケースは2024年初時点で1件も発生していません．この問題に関する日本の社会環境はこの17年で大きく変化したといえます．

5——time-limited trial の重要性

　筆者らがこれまでに行ってきた研究で，日本の医師の多くは，特に人工呼吸管理を終了することについて「手を下した感」「死に追いやった感」を持ち，その「作為」を回避したいという心理的傾向を有することが示されています[10]．上述のように，欧米では過去数十年間にわたって数多くの研究と議論がなされ，その結果，治療の差し控えと終了には法的・倫理的に差がないと結論されました．しかし，各医学会のガイドラインがその点を明確にした後も，英米ではこの議論は続けられており[12]，法的・倫理的に差がないという学問的な結論と医師の臨床実感には隔たりがあるといえそうです．

　英米の医師会や医学会は，医師が自らの心理的な抵抗感によって治療の終了を回避しようとして治療の差し控えを選択すると，患者の回復可能性を生かさないというリスクが生じると指摘し，転帰に曖昧さがある場合には一定時間に限定して治療を施行するtime-limited trial を推奨しています[13]．治療を開始し，それによる効果がみられなければ終了する，あるいは，治療による効果よりも本人への負担が上回れば終了するという対応の方が，最初から差し控えるよりも本人の回復可能性を生かすために適切であり必要です．

　治療の終了に関する心理的障壁があるので差し控えで対応するというやり方は，複数の問題を生じさせます．まず，患者の回復可能性を生かさない，つまり過少医療に陥るリスクがあるということは重大な問題です．その背景に，患者の利益よりも医師自身の情緒的ニーズを図らずも優先してしまっているという問題もあります．また，このような医師の姿勢は，患者家族に対して，「人工呼吸器を着けますか，どうしますか．一旦着けたら外せなくなります」と告げる脅迫的な対応につながることもあります．これらは，医師としてどうあるべきかという医療倫理の問題であり，患者が直面している治療法の選択に関わる臨床倫理の問題でもあります．

　適切に time-limited trial を実践するためには，患者にとって不要な治療は終了するという判断とそれを可能にする環境が必要です．かつて日本は，一旦開始した治療は患者が回復するか死亡するまで続けなければならないと医師が認識するような社会環境にありました．しかし現在，国と各医学会のガイドラインが揃い，この環境は大きく変化しました．医師は自らの心理的傾向の要因を見つめ，対応を検討するよう求められているといえます．医師同士，また医療・ケアチーム間で心理的障壁について想いを語り合い，理解を深め，支え合うなどの取り組みが必要とされているのではないでしょうか．

6——エンドオブライフにおける人工的水分・栄養補給法

[1]　医学的な判断を踏まえた意思決定支援の重要性

　EOLケアの各論は多岐にわたりますので，本節ではそのなかから，超高齢社会において もっとも一般的な課題として，老衰や認知症が進行し摂食嚥下困難となった場合の人工 的水分・栄養補給法（AHN）について述べます．AHNを行うか否かの検討は，その他の 医療行為と同様に，医学的適応の判断を土台とします．なかには，AHNは経口摂取の代 替なので医療行為ではなく基本的なケアであり必ず行うべき，と認識している医療・ケア 従事者がいますが，これは誤解です．AHNは医療行為であり，医学的適応の判断を要し ます 10)．

　そしてAHNが医学的に適応と判断された場合に，複数のAHNの選択肢のなかからいず れの方法を選択すべきかを検討します．AHNの選択肢には複数の経腸栄養法（胃ろう， 腸ろう，食道ろう，経鼻胃管等）と，複数の静脈栄養法（中心静脈栄養と末梢静脈栄養） がありますので，それぞれの益（メリット）と害（デメリット）を医学的に検討し，それ を踏まえて，本人の人生の物語りの視点から，その医学的な益と害が本人にとってどのよ うな意味をもつのかを検討します．これは医学の問いに基づいた臨床倫理の問いです．つ まり，AHNを用いて生きることの意味を本人の人生の視点から考えることが大切なので あり，その検討をせずに，例えば最初から中心静脈栄養に決定するのは不適切ということ です．選択に至る対話のプロセスの具体的な進め方と共同意思決定（shared decision-making: SDM）については，第2章をご参照ください．

[2]　原因疾患による摂食嚥下困難の症状の相違

　認知症を有する人における摂食嚥下困難への対応は，多くの医療・ケア従事者が日常的 に遭遇する難問です．ここでも対応の第一段階として，可能な限り医学的に適切に判断す ることが求められます．認知症とAHNに関する問題はこれまで画一的に議論されること が多くみられましたが，筆者はこの問題に20年余にわたり取り組み，一貫して，この課 題については認知症の原因疾患別に検討することが必須としてきました 14)．それは，原 因疾患によって発現する摂食嚥下問題が異なるからです．

　この課題について先駆的な研究を重ねている池田学 15) は4大認知症の摂食嚥下困難に ついて次のように解説しています．

①　血管性認知症の場合はアルツハイマー型認知症（AD）に比較して初期から嚥下障 害などさまざまな食行動異常が目立つ例が多く，血管障害の程度や部位によって症状 が多彩なので，個別に評価し対応する必要がある．

② ADの場合は，嚥下障害は初期には目立たず，認知症が重度化するとともに目立つ
ようになる．ただし，血管障害を合併している例では，比較的初期から嚥下障害が出
現する可能性がある．

③ レビー小体型認知症の場合は，ADと比較した場合，初期段階で優位に嚥下障害や
食欲低下がみられる．

④ 前頭側頭型認知症で前頭葉に病変の主坐がある行動障害型前頭側頭型認知症では，
食行動異常も含めた行動異常が前景に立つ．

このように認知症と摂食嚥下問題の幅は広く，EOLではない段階の摂食嚥下困難も多
いので，個別に慎重な判断が求められます．

［3］ 生物学的な生命が最終段階にある場合──自然な看取りへ

諸外国のガイドラインは，経口摂取が可能なうちは本人にとって快の経験となるような
食事介助に努め[16]，その後，EOLで摂食嚥下困難となった場合は，胃ろうや経鼻胃管な
どによる経管栄養法を行うことなく，静脈栄養法も行わず，自然の経過に任せるべきとし
ています[17]．

かつて日本では，認知症で摂食嚥下困難な高齢者に対して経皮内視鏡的胃ろう造設術
（PEG）を施行し胃ろう栄養法を導入する医師が非常に多くみられました[18]．しかし，シ
ステマティック・レビューは，ADを中心とした重度認知症を有する人の摂食嚥下困難に
対しては，「胃ろう栄養法によって長期的に生存期間が延長するという医学的証拠（evi-
dence）はない」と報告しています[19]．

医学的・生理学的にいえば，老衰やADの最終段階ではAHNを行わずに看取ることが
本人にとってもっとも苦痛の少ない最期につながるとされています．その理由として，余
分な輸液を行わないことによる気道内分泌物の減少と，吸引回数の減少，気道閉塞リスク
の低下や，脳内麻薬と呼ばれるβエンドルフィンやケトン体の増加による鎮痛鎮静作用が
挙げられます．つまり，AHNを行わないことは緩和ケアであり，自然に委ねることによ
って安らかな最期を実現することができるのです[20]．

この領域で著名な石飛幸三医師が指摘するように，「食べないから死ぬのではない．死
ぬから食べない」[21]のであり，中村仁一医師がいうように，「死に際は，何らの医療措置
も行わなければ，夢うつつの，気持ちのいい，穏やかな状態になるということです．これ
が自然のしくみです．私達のご先祖はみんなこうして無事に死んでいったのです」[22]．最
期に近づき代謝機能が非常に低下した身体へのAHNは，本人にとっては負担であり，苦
痛のもとになるとされています．

なお，老衰の最終段階に至るまでの老化の知見を，手術や薬物療法，透析療法，心肺蘇
生法等の侵襲性の高い医療行為の意思決定支援に活かす考え方については，先行書『臨床
倫理の考え方と実践──医療・ケアチームのための事例検討法』（東京大学出版会，2022）

アドバンスト編第5章「高齢者のためのACP——frailtyの知見を活かす」（会田薫子）をご参照ください.

[4] 「せめて点滴」——点滴信仰への対応

筆者らがこれまで数回にわたって実施してきた医師を対象とする調査において，AD末期で摂食困難な症例に対するAHNとして，末梢点滴を選ぶ医師が多くみられました．そのなかのある調査で，医師443名に対してその理由を問うたところ，複数回答で，「すべてのAHNを差し控える場合に比べて家族の心理的負担が軽くなるから」が69%，「すべてのAHNを差し控える場合に比べて医療スタッフの心理的負担が軽くなるから」が57%でした．末梢点滴は医療行為であり，医療行為は医学的なニーズに応じて行われるべきものですが，この問いで「患者にとって医学的に必要だから」と回答した医師は38%でした．つまり，この場合の末梢点滴は医学的なニーズではなく，家族や医療スタッフの心の負担軽減のために行う医師が多いことが示されたのです[10].

何もせずに看取ると看取る側の心が痛むので，点滴ボトルの下がった風景をつくり，家族と医療スタッフの情緒をケアしているのです．しかし，ここでケアされている周囲の人たちの情緒的な反応はそもそも誤解に基づいているのではないでしょうか．人生の最終段階にある本人に繰り返し針を刺しながら，本人のためではない医療を周囲の人の情緒のため，しかも誤解に基づいた情緒的な反応への応答として行っていることの意味を再考すべきでしょう．

「せめて点滴くらいしてください．水分くらいは最期まで」と家族が要望することは多々あるでしょう．医療・ケア従事者はその感情をまずは受け止め，共感を示しつつ，適切な対応について丁寧に説明し，誤解を解きつつ理解を得ることが求められます．そして，こうした説明は一度では不十分なことが多いので，本人はもちろん看取る家族のためにも，対話のプロセスにおいて前々から説明することが大切です．すなわち，早めにACPの対話を開始し，医療・ケアチームは今後の予想される経過とAHNの益と害についても本人・家族に説明し，最期の段階までひとりひとりの意思を尊重し，本人の人生にとって最善の視点から医療とケアを提供できるよう対話のプロセスを進めることが求められます．

繰り返しますが，医学的に適切な判断は常に意思決定支援の土台の情報として重要です．AHNに医学的適応がある場合はAHNの選択肢について検討し，さらに本人の人生の視点から検討してください．最期に至る病態はさまざまなので，「高齢者のEOLには一律にAHNを控えるという方針は不適切」[16]です．医学的判断にグレーゾーンがある場合は，医師はその情報を医療・ケアチームおよび本人・家族と共有し，より慎重に，臨床倫理的に適切な意思決定プロセスを進めることが求められます．

7──いのちについてどう考えるか

　日本老年医学会「高齢者ケアの意思決定プロセスに関するガイドライン──人工的水分・栄養補給の導入を中心として」[23] は，本人の人生の視点から医療行為の適否を考えることを推奨しています．何らかの医療行為を開始するかどうか，一旦開始した医療行為を終了するかどうか，その意思決定に際して目指すのは本人の人生をより豊かにすることであり，少なくともその医療行為によって本人の人生をより悪くしてはならないということです．換言すれば，本人の生命維持のために本人の人生を蔑ろにしてはならないということです．それが本人を人として尊重し，尊厳を守るために必要なことです．

　医学教育や臨床の場において，医療のおもな目標は救命・延命です．そのため，生存期間の延長可能性がある場合には，とにかく医療を行うことが当然視されがちです．

　しかし，そのように医療を行ってきた結果，本人の QOL を保持も向上もさせず，本人の意思を尊重しているとは言い難い状態での生存期間の延長が広くみられるようになり，社会問題化しました[10]．延命を望む人もいれば，そうではない人もいます．さまざまな医療技術が汎用されている現在，生存期間の延長可能性は無条件に追求すべき目標とはいえなくなりました．

　日本老年医学会は EOL ケアに関する同学会の考え方を表明した「立場表明 2012」[24] の「立場─1」において，すべての高齢者が「最善の医療およびケア」を受ける権利があると謳い，「胃ろう造設を含む経管栄養や，気管切開，人工呼吸器装着などの適応は慎重に検討されるべきである．すなわち，何らかの治療が，患者本人の尊厳を損なったり苦痛を増大させたりする可能性があるときには，治療の差し控えや治療からの撤退も選択肢として考慮する必要がある」と明記しています．

　この場合の「尊厳を損なう」とは「本人の自尊感情を低下させる，自己肯定感を損なう」ということです[14]．つまり，「立場─1」は，本人の価値観や思想信条に基づく主観的な判断の尊重を表明しているのです．

8──おわりに──「本人の満足を物差しに」

　医療行為の継続が本人の尊厳を損なうか否か，人生をより豊かにするか，少なくともより悪くしないかを判断することは，生存期間の延長可能性を追求するよりもはるかに難しい課題です．適切に判断するためには，本人がどのような価値観・人生観・死生観を持って生きてきた人なのかを把握し，本人の主観から QOL を判断することが必要となります．そのために，本人・家族と医療・ケアチームは ACP の対話のプロセスにおいて，本人の視点から本人にとっての最善を実現すべく，共同で検討することが求められているのです．

　日本老年医学会「立場表明 2012」は，高齢者の EOL ケアは「本人の満足を物差しに」

判断すべきとしています．適切な ACP の実践によって本人の満足に貢献することができれば，それはひとりひとりの人生の集大成を支援する EOL ケアの文化の創成につながるといえるでしょう．

【注】

1 「延命医療」と「生命維持治療」

　「延命医療」は "life-prolonging treatment" の訳語である．この用語は本来，中立的な意味だが，自らの主観を反映させ，否定的なものとして認識する医療・ケア従事者や市民が少なくないことから，英語圏諸国ではより慎重に対応するために，"life-sustaining treatment"，すなわち「生命維持治療」という用語が使われるようになってきている．中立性の含意という点で，"prolonging" よりも "sustaining" のほうが適しているという判断である．ただ，「生命維持治療」という用語は日本ではあまり使用されていないので，本章では一般に使用されている「延命医療」を用いて記述する．

【文献】

1) キューブラ KK，ベリー PH，ハイドリッヒ DE 編著：エンドオブライフ・ケア——終末期の臨床指針．鳥羽研二監訳，医学書院，東京，2004.
2) 厚生労働省："人生の最終段階における医療" の決定プロセスに関するガイドラインをご存知ですか？ 2015 (https://www.mhlw.go.jp/file/04-Houdouhappyou-10802000-Iseikyoku-Shidouka/0000079905.pdf).
3) NHS: What end of life care involves (https://www.nhs.uk/conditions/end-of-life-care/what-it-involves-and-when-it-starts/).
4) WHO definition of palliative care (http://www.who.int/cancer/palliative/definition/en/)（「WHO（世界保健機関）による緩和ケアの定義（2002）」定訳，大坂巌，渡邊清高，志真泰夫，倉持雅代，谷田憲俊，わが国における WHO 緩和ケア定義の定訳——デルファイ法を用いた緩和ケア関連 18 団体による共同作成．Palliative Care Research 2019; 14: 61–66.
5) World Medical Association: WMA Declaration of Lisbon on the Rights of the Patient (https://www.wma.net/policies-post/wma-declaration-of-lisbon-on-the-rights-of-the-patient/).
6) 厚生労働省：人生の最終段階における医療・ケアの決定プロセスに関するガイドライン．2018 (https://www.mhlw.go.jp/file/04-Houdouhappyou-10802000-Iseikyoku-Shidouka/0000197701.pdf).
7) President's Commission for the Study of Ethical Problems in Medicine and Biomedical and Behavioral Research: Deciding to forego life-sustaining treatment: A report on the ethical, medical and legal issues in treatment decisions. U.S. Government Printing Office, Washington DC, 1983.
8) The Hastings Center: Guidelines on the termination of life-sustaining treatment and the care of the dying. Indiana University Press, Bloomington, 1987.
9) American Medical Association Council on Ethics and Judicial Affairs: Decisions near the end of life. JAMA 1992; 267: 2229–2233.
10) 会田薫子：延命医療と臨床現場——人工呼吸器と胃ろうの医療倫理学．東京大学出版会，東京，2011.
11) 樋口範雄：続・医療と法を考える——終末期医療ガイドライン．有斐閣，東京，2008.
12) Wilkinson D, Butcherine E, Savulescu J: Withdrawal Aversion and the Equivalence Test. American Journal of Bioethics 2019; 19: 21–28.
13) British Medical Association. Withholding and withdrawing life-prolonging treatment: guidance for decision making, 2nd Edition. BMA, 2001.
14) 会田薫子：長寿時代の医療・ケア——エンドオブライフの論理と倫理．筑摩書房，東京，2019.
15) 池田学：認知症の症候学と食行動異常．歯界展望特別号「歯科医療 未来と夢 第 23 回日本歯科

医学会総会」2017: 50–53.

16)　British Geriatrics Society: End of Life Care in Frailty: Dysphagia. 2020（https://www.bgs.org.uk/resources/end-of-life-care-in-frailty-dysphagia）.

17)　American Geriatrics Society: Feeding Tubes in Advanced Dementia Position Statement. 2014（https://doi.org/10.1111/jgs.12924）.

18)　会田薫子：食べられなくなったとき——胃ろうという選択肢の意味．高齢社会を生きる——老いる人／看取るシステム．清水哲郎編，東信堂，東京，2007，pp. 69–91.

19)　Goldberg LS, Altman KW: The role of gastrostomy tube placement in advanced dementia with dysphagia: a critical review. Clinical Interventions in Aging 2014; 9: 1733–1739.

20)　Ahronheim JC: Nutrition and hydration in the terminal patient. Clinics in Geriatric Medicine 1996; 2: 379–391.

21)　石飛幸三：「平穏死」のすすめ——口から食べられなくなったらどうしますか．講談社，東京，2010.

22)　中村仁一：大往生したけりゃ医療とかかわるな．幻冬舎，東京，2012.

23)　日本老年医学会：高齢者ケアの意思決定プロセスに関するガイドライン——人工的水分・栄養補給の導入を中心として．2012（https://www.jpn-geriat-soc.or.jp/proposal/pdf/jgs_ahn_gl_2012.pdf）.

24)　日本老年医学会：「高齢者の終末期の医療およびケア」に関する日本老年医学会の「立場表明」2012．日本老年医学会雑誌 2012; 49: 381–386.

5章

エンドオブライフ・ケアをめぐる法とガイドラインの理解

樋口範雄

1──エンドオブライフ・ケアをめぐる法とガイドライン

　本書は，2019年に日本老年医学会が公表した「ACP推進に関する提言」（以下，提言）を基にして[1] その基本的な考え方を説明することを目指しています．本章の課題は，その中でわが国における法とガイドラインの関係と，その内容について説明するところにあります．

　他でもすでに基本的なことは語られているはずですが，まず次の3点を理解する必要があります．

　第1に，この表題にあるように「エンドオブライフ・ケア」に焦点が当てられています．ただし，それを終末期のケアと呼んでもよいのか否かは1つの問題です．

　第2に，特に強調されている点として「ACP推進」があります．重複をおそれず，本章の叙述のためにはACPとは何かについて確認しておく必要があります．

　第3に，法もガイドラインも，ある政策目的を実現するための手段ですが，わが国には「ACP推進法」や，他国でエンドオブライフ・ケアに関係するものとして制定された「尊厳死法」と呼ばれるような法律は今のところないので，ガイドラインが中心になります．なぜそうなのかを考察します．

　以下，まず上記第1と第2の2つの点について基本的なことを確認しておきましょう．

[1]　エンドオブライフ・ケアの意義

　2006年，厚生労働省（以下，厚労省）は「終末期医療の決定プロセスのあり方に関する検討会」を開催し，翌年，「終末期医療の決定プロセスに関するガイドライン」（以下，プロセス・ガイドライン）を公表しました．その背景には，もはや回復不可能と判断された患者について，医師によって延命治療の中止措置が行われ，それがたびたび捜査の対象（医師に対し殺人罪または自殺幇助罪の疑いがある）になってメディアで騒がれたことがあります．その1つが，2006年の富山県射水市民病院事件で，厚労省としても「少なくとも医師が1人で決めて実行するようなことでは疑いを招く」ので，最低限度の決定プロセスを明らかにする必要性を感じたからです．

ともかく，ここでは明白に「終末期医療」が課題とされていました．そこで「終末期」とは何かが問題となります．仮に法制化がなされる場合，まずは「終末期」の定義問題が議論されるでしょう．実際，2012年に尊厳死法制化を考える議員連盟が提案した尊厳死法案でも，第5条で「終末期の定義」が次のようになされていました．「患者が，傷病について行い得る全ての適切な医療上の措置（栄養補給の処置その他の生命を維持するための措置を含む．以下同じ）を受けた場合であっても，回復の可能性がなく，かつ，死期が間近であると判定された状態にある期間をいう」．

　ここでは「死期が間近である」と期間の限定要素を含んでいますが，実際には「間近」とはどの程度の間近さをいうのか明らかではありません．先のプロセス・ガイドラインでは終末期の定義を意図的に避けており，病態によって期間はさまざまであり，「どのような状態が終末期かは，患者の状態を踏まえて，医療・ケアチームの適切かつ妥当な判断によるべき事柄です」としています．提言でも，「ACPの主体は医療・ケアを受けるすべての人であり，本提言はすべての世代を対象としている」として，「エンドオブライフ・ケア」の定義問題にはこだわらない態度を示しています．

[2]　ACP の定義

　ACPとは advance care planning の略語であり，日本の厚労省は「人生会議」という愛称を定めましたが，この言葉以上に，ACPの考え方が広くいきわたることが重要です．ACPの定義は，提言では「ACPは将来の医療・ケアについて，本人を人として尊重した意思決定の実現を支援するプロセスである」と明記しています．

　その要点は3つです．

　第1に，「将来の医療・ケアについて」とあるので，終末期になって行うのではなく，事前に（advance）行うことが大事です．提言でも，「近い将来には要介護の段階や健康段階を問わず，できるだけ早めに，可能な場合は壮年期からACPを開始することが推奨される．疾患や障がいによっては小児期や青少年期から行う場合もある」とされます．なるべく早期に考える機会，相談する機会があればよいという立場です．

　第2に，「本人を人として尊重した意思決定の実現を支援する」ことがその中心になります．何よりも本人のためであり，何が本人のためであるかは，結局は本人の意思を尊重することでわかるはずのことですから，それを理解し確認するための工夫・仕組みを作ろうということです．

　第3に，ACPは「プロセス」だということです．その言葉から，少なくとも次のことがわかります．まず，提言が示すように「ACPにおいては，本人，家族等，医療・ケア従事者が継続的に話し合う」ことだとされます．厚労省ガイドラインの最新版，2018年の「人生の最終段階における医療・ケアの決定プロセスに関するガイドライン」でも「繰り返し」という言葉が4回も繰り返されています．決して，一度の話し合いで意思決定文書に本人に署名してもらうことが目的でも手段でもありません．次に，「本人を人として

尊重した意思決定」を実現するには，本人に「1人で決めてください」というのではなく，これも提言にあるように「医療・ケア従事者は本人および家族や代弁者らとの共同意思決定，すなわち，十分なコミュニケーションを通し，関係者皆が納得できる合意形成とそれにもとづく選択と意思決定を目指す」プロセスが重要であるということです．単純な自己決定ではなく，共同意思決定（SDM: shared decision-making）こそ大事だとされています．人の死は，その人だけのものではありません．本人を中心に，本人の意思を尊重しながら，一緒になって考える機会があること，その機会を増やそうというのが現代のエンドオブライフ・ケアのあり方です．

2——ACP の推進と，法およびガイドラインの役割

[1] 従来の法の考え方

　日本の法律は，事後的な対応で，かつ刑事法を中心に考えられてきました．法律や裁判所に関与するといえば，ほとんどの人はあまり良いことを思い浮かべないでしょう．本来は，医師が医療サービスを提供する専門職であると同様に，法律家はリーガル・サービスを提供する専門職のはずなのですが，そういう考えが薄かったのです．

　終末期医療に関する法も，たとえば，児玉安司弁護士は『医療と介護の法律入門』（岩波新書，2023年）の第5章「人生の最終段階の医療」という部分を2つの裁判例の紹介から始めています．これらはいずれも日本法の事後的性格と，法による制裁の是非だけが問題になることを示しています．

　1つ目は，1962年の名古屋高裁判決です．脳溢血の後遺症に苦しむ父親を見かねた息子が牛乳に農薬を混ぜて死に至らしめた事件です．父は「早く死にたい」と叫んでいたというのですが，刑法202条は，本人に頼まれても，本人の同意があっても，嘱託殺人罪・同意殺人罪になると定めているので，本件も有罪となりました（ただし，懲役1年，執行猶予3年でした）．この事件で裁判官は，このような「安楽死事件」も無罪となる余地があるとして，そのうちの1つの要件として「医師の手によることを本則とする」と明示しました．その後，延命治療の中止は医師の手による場合が多くなります．

　2つ目の事件は，1995年の横浜地裁判決です．本件では多発性骨髄腫で意識不明の患者について家族から治療の中止を依頼された若手医師が，治療中止だけでは死亡しないため，塩化カリウム製剤を注射して死に至らしめました．裁判所は，刑法199条の殺人罪を適用して有罪としましたが（懲役2年，執行猶予2年），有罪とできない場合もあるとして4つの要件を明示しました．

　これら2つの事件は，典型的に従来型の法の対応を示しています．まず，事件が後に発覚して刑事事件として裁かれていること．次に，執行猶予がついて情状酌量しているものの，結論は有罪としていること．判決文では，有罪としない場合の要件も定めていますが，

実際に裁判所が無罪とした例はないこと，その理由の1つは，無罪のための要件に，耐えがたい肉体的苦痛が明記され，医療の進歩で緩和ケアが進展すると，実際にそのような要件を満たすことはほぼ不可能になったことがあります．しかも，医療の進歩は，その後，問題は肉体的苦痛だけではないことを明らかにしました．

　延命治療がさまざまな形で可能になると，生命の延長だけが医療の目的といえるかがあらためて問題となりました．刑法の規定は延命治療など問題にならない100年以上前の時代にできたものであり，その時代なら「救命」だけを法の目的としてよかったかもしれません．しかし，心臓だけが動き続けることは，本人にとって有意義な「いのち」を意味するのか，「いのちや生活の質」（QOL: quality of life）をどう考えるべきかという難問が生まれました．肉体的な苦痛の緩和だけでなく，本人の生き方を尊重する「尊厳死」という言葉が生まれ，具体的にどうすればよいかが真剣に検討されるようになりました．

　同時に，インフォームド・コンセントが重視されるようになり，本人の同意なしに，何が最善かを医師が判断すればよいという考え方に重大な反省を迫る時代になりました．延命治療を含むすべての診療について，原則として，情報を十分理解したうえでの本人の同意（インフォームド・コンセント）が必要となり，しかも同意がいつでも撤回可能だとされたので，延命治療の不開始も中止も本人次第になります．それに基づく医療を嘱託殺人罪や同意殺人罪で裁く従来の刑事法的な考え方と，医療に本人の同意を必要とする考え方の間で明確に矛盾をきたす時代になりました．

　2009年の最高裁判決では，人工呼吸器と気管内チューブを外すだけでなく筋弛緩剤を投与した医師の行為について，「法律上許容される治療中止には当たらないというべきである」と述べて，治療中止に法律上許容されるものがあると認めました．その事件では，家族の要請が「被害者の病状等について適切な情報が伝えられた上でされたものではなく，上記抜管行為が被害者の推定的意思に基づくということもできない」という理由を明示して有罪とせざるを得ないと述べました（懲役1年半，執行猶予3年）．つまり，逆にいえば，慎重な医学的プロセスを経て回復できない病状を確認し，正確な情報に基づいて，（家族によって）被害者の推定的意思が確認されるなら，治療中止は適法になります（ただし，その場合でも，筋弛緩剤の投与は日本では有罪とされています）．

[2]　治療中止と法の変化──アメリカのリーガル・サービス

　延命治療にどのように対処するかは日本の医療だけで問題となったわけではありません．
　アメリカでは，このような倫理と法に深く関わる事案を含めて裁判所が対応することが日本より迅速で，法についての考え方も異なる側面があります．最も注目すべき点は，裁判の中で事前に解決策を明示するようなリーガル・サービスを提供する場面のあることです．
　本書のテーマと関連して最も有名な事例は，1976年のカレン・クインラン事件（In re Quinlan）です．意識不明で人工呼吸器によって延命している21歳の女性について，回復

の見込みがないとして，彼女の父親が人工呼吸器を外す権限のある後見人に自らを選任するよう裁判所に求めた事件です．ニュージャージー州最高裁は，このようなケースで本人には延命治療を続けるか否かを決定するプライバシーの権利（自己決定権）があり，本人がその権利を行使できない場合には，親が後見人として代理行使をすることが認められること，なお回復の可能性がないことを病院の倫理委員会で確認したうえで決定をすべきだと判断しました．

　日本から見てこの判決が示すのは次の2点です．第1に，日本と異なり，事前に裁判所に判断を求めており，しかも裁判所が明確な判断とルールを示していることです．日本であれば，父親か医師の誰かが人工呼吸器を外して患者が死亡し，その後，刑事裁判が行われたでしょう．しかし，アメリカでは，事後的な刑事裁判の形ではなく，事前に父親や医師たちがどうすればよいかを裁判所が示してくれるのです．これこそ困っている当事者に対するリーガル・サービスだといえます．

　第2に，裁判所の判決はその事件での判断であり，議会の法律のように必ずしも一般的なルールを宣言するものではないのですが，まさに具体的な事案で適切・適法な判断とは何かを裁判所は示すので，それが今後のルールの基盤になります．実際，ニュージャージー州最高裁判決を契機として，アメリカでは各州の議会で，延命治療中止を認める尊厳死法を制定する動きが高まるとともに，この最高裁判決では，同様のケースで倫理委員会の審議を経ることという部分が重視され，その後，裁判所に訴えることなく，エンドオブライフ・ケアについて医療倫理に基づき，本人の意思を尊重する慎重な手続きの下で決定がなされればそれが適法というルールが広がっていきました．

　そして，実際に，日本でもエンドオブライフ・ケアについての考え方は大きく変わってきました．たとえば，日本医師会の倫理規定は，2022年に20余年ぶりに改訂されましたが，そこでは治療・治癒のための医療と並んで「支える医療，緩和ケアをも包含」すると宣言し，さらにACPの必要性を重視すると明記しました．これは，人は死すべき存在であり，患者の死亡をすべて医学の失敗とみなすようなら，医療と医師は必ず失敗することになることと，形のうえでの延命はすべての患者が望むことでもないという認識が深まったことを意味します．「治す医療」ももちろん大事ですが，それが不可能な場合，患者に寄り添い患者を「支える医療」も重要とされるようになったわけです．

　同様に，世界医師会の倫理規定の2022年版でも，「医師は，患者の治療の差し控えや中止に関する決定について，いついかなる時でも，またどんな理由に基づくものであれ，それを尊重しなければならない」としています．要するに，医療倫理の世界は，かつてのように何が何でも延命重視で，それに反する延命中止を刑事制裁の対象とするような考えとは今や対極にあるということです．

　そこで，諸外国では2つの方法がとられました．1つは，一定の要件を定めて治療中止を適法だと宣言する法律を制定する道です．もう1つは，法律ではなく，ガイドラインや倫理規定による定めによって，実質的に適切な治療中止が行われる方法を明記し，それに

対し従来のような刑事法の介入を差し控えるようにする道です．現状においてわが国がとったのは後者の方法であり，実際，2007年の厚労省ガイドラインやその後の日本救急医学会や日本老年医学会など医学会によるガイドラインにより，その後，延命治療の中止が刑事事件になることはなくなりました．

　むしろ超高齢社会の中心となりつつある高齢者にとって重要なことは，長期化した高齢期を，いかに幸福度を高めて生きていくか，どうしても必要となる将来の医療・ケアについてどのような内容のものを受けて自分の生活の質（QOL）を高めていくかを事前に考えるということです．そのためには，従来のような法の対応は役に立ちません．新たな法の考え方が必要であり，むしろわが国の現状のようなガイドライン方式が優れている面があります．

[3]　尊厳死法の対応によるデメリットとガイドラインのメリット

　医療技術の進歩によって延命治療がさまざまな形で可能になると，それによって苦痛を長引かせているだけではないか，意識不明の場合には本人は本当の意味で生きているといえるのか，さらには意識だけでなく植物状態のようなことになると本人の尊厳を尊重しているのか，など周囲の医師も家族も悩む事態が生まれ，生命倫理と医療のあり方についても本人の意思決定が重要視されるようになりました．

　それを明確に法律化したものが尊厳死法と呼ばれるようになり，内容の核心は，一定の要件の下で延命治療の中止や差し控えに対し殺人罪を適用しないと明記するところになりました．ただし，法律ではうまくいかない場面もあります．

　それには実例を見るのがよいでしょう．アメリカでは，クインラン事件と並んで1990年に連邦最高裁で争ったナンシー・クルーザン事件（In re Cruzan）があります．25歳の彼女はミズーリ州内の交通事故のため，1983年に遷延性植物状態になりました．自力呼吸はできましたが，胃ろうを造設し，水分・栄養分の補給が行われました．1985年に，ミズーリ州議会は自然死法と呼ばれる法律を制定し，一定の要件を満たした場合に延命治療の中止を認めましたが，この当時は，水分・栄養分の補給は延命治療に入らないとされ，ミズーリ州法でもその中止はできないとされていました．ただし，医療の限界を超えると，水分・栄養分の補給も患者にはむしろ害となることがその後医療界でも知られるようになってきた時代でもありました．クルーザンの両親は，水分・栄養分のチューブを抜管して自然な死を認めるよう裁判所に訴えました（アメリカでは1990年代後半から21世紀の始めまでに，水分・栄養分の補給を延命治療と区別する見方は少数派になりました）．

　アメリカの連邦最高裁では，本人の意思がそのような措置を求めるものかを「明白かつ説得力のある証拠」によって証明しなければならないとする重い立証責任をミズーリ州法が課していることを5対4で合憲として，クルーザンのような人の「死ぬ権利」を簡単に認めることはできないと判断しました．ただし，その後の裁判で，クルーザンがこのような植物状態での延命を望まないと述べていたという証拠が提出され，1990年に医師によ

りチューブは抜管されて彼女は死亡しました.

このように,アメリカでは,連邦最高裁が水分・栄養分の補給中止も延命治療の中止の一部であるとしたうえで判断を行いました.

翻ってわが国の状況を考えると,日本老年医学会によって2012年に「高齢者ケアの意思決定プロセスに関するガイドライン——人工的水分・栄養補給の導入を中心として」が公表され,法律はもちろん裁判所の判決もなく,水分・栄養分の補給中止も倫理的とされる場合があることを学会ガイドラインの形で宣言しています.

もしもアメリカのように,それが裁判で争われたとすれば,日本の裁判所は法律で明確に認められていればともかく,そうでなければ水分・栄養分補給の中止を認めるという判断はできなかったと考えられます.理由は簡明で,裁判所は法の適用を図るものであり,その法律に明示的な形で水分・栄養分補給の中止も認め得る場合があると書かれていないからです.

同様に,日本で2012年に尊厳死法制化を考える議員連盟が作成したいわゆる尊厳死法案の要は,第7条で「医師は,患者が延命措置の中止等を希望する旨の意思を書面その他の厚生労働省令で定める方法により表示している場合……かつ,当該患者が終末期に係る判定を受けた場合には」延命措置の中止ができると定め,第9条で,(第7条の規定による場合)「民事上,刑事上及び行政上の責任(過料に係るものを含む)を問われない」と宣言する場面です.

ところが,この法律が制定されると,形式的な書面その他がない場合,免責されることはないと解釈されて,たとえば,ACPが繰り返されて本人の希望が明確な場合にも,延命措置の中止はできないとされそうです.それが法律で定めてあることだからです.

このような法の形式主義は,わが国の法には目立つものだと考えられます.すなわち,超高齢社会を迎えて,長期になった高齢期をどう生きるかが何よりも重要であり,そのための仕組みや工夫についてACPを中心に考えようという動きがはっきり出てきました.それなのに,その内容はそれぞれの人の生き方であり途中で気持ちが変わっても当然とされて柔軟な対応が行われなければならない場面で,日本法は,リーガル・サービスのために法があるという前提に立っているのかが疑わしいのです.

そうだとしたら,法律ではなく,専門家団体による医療倫理に基づくガイドラインの方が,よほど人のためになるような指針として働く可能性があります.

3——ACPと今後のルールのあり方

以上の考察を基にすると,今後のエンドオブライフ・ケアについての考え方の基本は次の2点になります.

第1に,どのような生き方を望むかは,一人ひとりの考え方,価値観によって異なるもので,それを尊重する仕組みがACPだということです.

第2に，本人の考え方も時に応じて変化し，健康状態も経済的な側面も，もちろん家族の状況も変化するので，その考え方は変わっていってよいものだということです．

　そのように考えると，法というルールとガイドラインというルールを比較すると，少なくとも日本法のこれまでの考え方は，そのような柔軟性に欠けるもので，しかも一人ひとり別々ではなく画一的に同じルールを当てはまる傾向がきわめて強かったのです．法が出てくるのも事後的な場面で，事前にサービスをするという発想が薄かったことも確かです．

　それに比べれば，ガイドライン方式は，事前のプランニングを尊重するためのものであり，それぞれの人の意思決定尊重を基本としており，個々別々の内容がそこから生み出されることになります．

　この点で考えるべきは，医療の世界では，21世紀の目標の1つが，「customized medicine or precision medicine（患者に応じた医療または精密医療）」と呼ばれていることです．医療が不確実性を有していることは確かですが，だからこそ個別の患者に最も適合的な医療は何かを探求し，それを実施することが大きな目標となっています．同じ薬を飲んでも効く人もいればそれほどでもない人がいます．がんについても外科療法・化学療法・放射線療法とさまざまな選択肢があるのですが，本当は，ある患者については最も適切な措置はこれだとわかるはずのものかもしれません．医師と法律家は専門家を代表するものであり，医療の世界が患者に応じた個別的医療なら，法律家の世界でも同様な考え方でリーガル・サービスを提供する動きが強まってしかるべきかもしれません．

　実は，2010年代以降，アメリカ法の中では「personalized law（個別化・個人化された法）」という考え方が出てきています．画一的なルールを「平等」に適用するのが法とされてきたものを，それぞれの個人情報を活用することによって，それぞれの人に最も適切でふさわしい法を事前に即座に提示しようというのです．これは，アメリカ法だけでなくどこでも法の考え方のパラダイム転換であり，実際に今後どのように変わっていくかが注目されます．

　本章の最後に，日本でも注目すべき法律制定の動きがあることを指摘しましょう．メディアでは大きく取り上げられていないような気がしますが．2023年6月の国会で2つの法律が制定されました．

　1つは，「共生社会の実現を推進するための認知症基本法」と呼ばれるもので，わが国で5人に1人が認知症になることが予測される現状を背景としています．すべての人の家族や近しい人の中に少なくとも1人は認知症になるというのですから，誰もが自分事として共生社会を実現するために考えるべき基本原則を定めています．他方で，認知症といっても病態も違えば程度も異なり，ちょうどがん対策基本法がそうであったように，がんといって絶望する必要はなく，がん対策の充実によってがんへの見方も大きく変わってきたことと同様の前向きの変化が認知症についても期待されます．

　もう1つは「ゲノム医療推進法」と呼ばれるもので，良質かつ適切なゲノム医療の推進と遺伝情報による不当な差別を禁止するための基本原則が明記されました．すべてが遺伝

子で決まることはないでしょうが，それでも遺伝子は究極のプライバシーと呼ばれて，一人ひとりが別々の存在であることを示しています．先に述べた customized medicine につながることも期待されるような21世紀に期待される医療の1つです．

　もしもわが国において法が適切な役割を果たせるのなら「ACP 推進法」と呼ばれるようなものを策定し，ACP の動きを推進すると宣言し，本人が医療者・介護者・家族等の関係者と一緒になって相談したことを匿名で公表する，皆で共有するような仕組みを作ることが考えられます．それは何よりも人によって考え方は違ってよいのだということと，ある時点で考えたことが変わっていくことを如実に知らせてくれるでしょう．それはそれぞれの人の生き方の貴重な参考例になり，よりよい生き方を実現するために有益となるなら，それは日本法もリーガル・サービスとして機能することになります．

【文献】

1）　日本老年医学会：ACP 推進に関する提言．2019（https://www.jpn-geriat-soc.or.jp/press_seminar/pdf/ACP_proposal.pdf）．

6章
和辻倫理学を医療・ケアの意思決定支援に活かす

宮村悠介

1——和辻倫理学の「間柄的存在」

　西洋近代の哲学の知見を踏まえつつも，孤立した個人という西洋近代哲学の出発点を批判し，日本人の特性にもとづく，今日でも日本を代表する独自の倫理学を展開したのが，この章でその倫理学を取りあげる和辻哲郎（わつじ・てつろう，1889-1960）です．和辻哲郎の倫理学の主張は，端的に言えば，人間は「間柄的存在」であるということに尽きます．「間柄」とは人と人との連関，人間関係のことであり，人間である私たちは，そうした間柄にもとづいて，意思決定し行為しているということです．ただそうした主張を和辻は，お説教のようなものとして述べたわけではありません．私たちは，つねにすでに気づくと，実際に間柄のなかで存在しているのだと説いたのです．

　たとえば今，落語がただひとつの趣味である私は，ひとりで，他にだれもいない土曜日の深夜の大学の個人研究室でパソコンに向かい，この原稿を書いています．ここには人間関係や間柄など存在していないようにも思えます．しかし，私がパソコンに向かい，それも好きな落語の話ではなく，和辻倫理学と医療・ケアの意思決定支援についてのこの原稿を書くという行為は，医療・ケアの意思決定支援に関心を寄せる，この章を読んでいただいている読者であるあなたとの関係によって起こっていることです．まったく同じことはあなたの側にも言えます．この文章を読んでいるかたのなかには，学術書よりミステリー小説を読むほうが好きなかたもいるでしょうし，読書よりも映画鑑賞が好きなかたもいるかもしれません．それでも今この時，あなたがこの章を読んでいる時には，著者である私との関係のなかで，私の書いた和辻倫理学についての学術書の一章を読むという行為をしています．たとえあなたがひとりで自分の部屋で読んでいるとしても，私とあなたのあいだには，今まさに著者と読者という関係が成立しているのです．「書き手は読み手に規定せられることによって書き手であり，読み手は書き手に規定せられることによって読み手である」[1]，こうした相互的に規定しあう関係が「間柄」であり，著者や読者といった立場のことを，和辻は「資格」と呼んでいます．

　間柄のなかで，資格を持って存在するという事態が比較的見えやすいのは，学校や職場や家庭といった場所です．私は，「学生」という資格の他者との間柄のなかではじめて

「教師」であり，学生のいない教師というものはいません．また職場では，「部下」という資格の他者との間柄のなかではじめて，あなたは「上司」であり，部下のいない上司もいません．また学校や職場から家に帰れば，「父親」や「母親」という資格の他者との間柄のなかでは「息子」や「娘」であり，逆に「息子」や「娘」という資格の他者との間柄のなかでは「父親」や「母親」となります．なかには「ペット」との間柄で「飼い主」という資格を備えている人もいるでしょう．息子か娘のいない母親というものは存在せず，ペットのいない飼い主もいません．このように，私たちはそのつどの間柄に応じた，さまざまな資格を使い分けて存在しており，これが人間が「間柄的存在」であるという事態です．こうした事態を踏まえて，和辻は「簡単に言えば，我々は日常的に間柄的存在においてあるのである」[2]と結論づけています．

とはいえ，学校や職場や家庭といった濃密な人間関係が存在する場では以上のようなことが言えるにしても，家庭と職場のあいだ，たとえば通勤の電車のなかでは，間柄など存在しないのではないでしょうか．この点にかんして，和辻は面白い説明をしています．私たちはふつう，電車でたまたま同じ車両に乗り合わせただけの人に，家族や友人に対するように，親しく話しかけたりはしません．このように，他者とともにありながら，家族や友人のようには「その人々に連関しないという一つの意識の仕方」が，すでにその人々との間柄によって規定されているというのです[3]．車で通勤する場合も，車間距離を一定程度保つことや，むやみにクラクションを鳴らしたりしないという態度が，他の運転手との間柄によって規定されていると言えるでしょう．

このように，家庭から交通機関をかいして職場・学校にいたるまで，また逆に職場・学校から交通機関をへて家庭に帰るまで，私たちの日常の意思決定とそれにもとづく行為は，ほとんどすべて，そのつどの他者との間柄とそれに由来する資格によって規定されています．休憩時間にコンビニにおやつを買いに行く時には，コンビニの「店員」との間柄においてあなたは「お客」という資格で行為し，仕事後に落語の寄席に出かけるさいには，「落語家」との間柄において私は「観客」という資格でふるまうのです．

2——医療現場における「間柄的存在」

こうした「間柄的存在」という人間の理解からは，医療・ケアの意思決定についてなにが言えるでしょうか．和辻は，人間の身体もまた，日常においてはまず身振りや表情といった間柄の表現の主体であって，たんなる生理学的な肉体ではない，と主張する文脈で，医療の場面を具体例として挙げています．適宜解説を挟みつつ原文を紹介します[注1]．

　　このことを拡大して示しているのは，肉体を純粋に生理学的対象として取り扱う場合の手続きである．医者は手術台においてかかる取り扱いをする．もしそうでなければ手術は冷静に行なわれ得ないのである．しかしそのためにはあらかじめ「手術」という境

位が作られていなくてはならない．人の身体にメスを加えることは，他の場合には犯罪的行為であるが，この場合には為すべきことになる．なぜなら，メスを加える人は医者であり，加えられる人は患者である．治療の目的のために必要とあらば医者は遅疑するところなく手術を加えねばならぬ．

日常における身体がただの生理学的肉体ではないことを示す極端な例として，和辻は身体を純粋に生理学的対象としてあつかわなければならない，手術の例を挙げています．そうした肉体のとりあつかいは日常ではできず，「手術」という特別な場面を設定する必要があります．メスを加えるという，日常であれば犯罪行為である行為がなされうるのは，「手術」という特別な場面において，医者が患者になすからなのです．

が，それは彼が医者としての資格において行為しているからである．そうして医者としての資格は長い間の学習を経てでなければ与えられるものではない．しかもこの際においてさえ医者は勝手に手術を行なうのではない．まず患者自身，あるいはその家族，あるいはその友人に手術が必要なゆえんを説明し，その同意を得なくてはならぬ．かくして社会や身近な者の承認の下に一定の時間を限ってこの患者の肉体が純粋に生理学的な対象として取り扱われ得るのである．

手術を行いメスを加えることができる「医者」もまた，社会のシステムのなかで承認されたひとつの「資格」であると和辻は説いています．しかし「医者」という資格があるからと言って，勝手に手術をすることはできません．患者自身や家族等に手術が必要である旨を「説明」し，「同意」を取らなければ手術はできないというのです．ここに発想としては出てくる「説明と同意」は，日本でかつて一時期「インフォームド・コンセント」の訳語とされた用語ですが，和辻のこの文章が発表された1937年には，もちろんまだ「インフォームド・コンセント」という概念は生まれていません．しかしそうした概念がなくとも，「説明と同意」といった程度のことであれば，当時の慣習として行われていたし，(注2)「間柄的存在」という人間観からも当然のこととされるのです．ともあれ，そうした医者と患者や家族等のあいだの合意のもとに，「一定の時間を限って」，手術という患者の肉体の生理学的なとりあつかいがなされるというわけです．

しかしその取り扱いは医者の立場に限るのであって，家族や友人はその取り扱いを医者に許したというに留まる．家族にとっては「親」とか「子」とかが手術を受けているのであり，従って単なる肉体がメスを受けているのではない．だから手術に立ち合った家族はしばしば卒倒する．医者自身さえもその時間が過ぎたあとではその患者をそれぞれの資格における人として取り扱う．

患者の肉体を純粋に生理学的にとりあつかうことができるのは，医者だけであり，家族にとってはたんなる肉体ではなく，「親」や「子」という親子の間柄における資格を備えた人間が手術を受けています．そして手術のあいだは患者の身体を純粋に生理学的な肉体としてあつかう医者も，手術が終われば，患者をただの肉体としてではなく，「親」や「子」，あるいは「友人」といった，それぞれの間柄に応じた資格を備えた人としてとりあつかうのです．

　この事実によってもわかるように人を単なる生理学的肉体として取り扱うためにはその人からさまざまの資格を取り除き一つの抽象的な境位を作らなくてはならぬ．この抽象は観念的には容易であっても実践的にはすこぶるめんどうなのである．

　手術の場合のように，人をたんなる生理学的肉体としてとりあつかうためには，その患者がつねにすでに備えているさまざまな「資格」を取り除いて，非日常的で特別な場面を設定しなければなりません．逆に言えば，私たちは日常において，たんなる生理学的な肉体として存在しているのではなく，つねにさまざまな「間柄」に応じた「資格」を備えて存在しているということが言えます．そうした「資格」を欠いたたんなる肉体というものを，たんに観念的に考えることであれば容易ですが，手術の場合のように，そうしたたんなる肉体としてのとりあつかいをすることは，実践的にはとても面倒であるわけです．それだけ日常の私たちはどっぷりと深く，さまざまな「間柄」に応じた「資格」を備えた「間柄的存在」として存在していることになります．

3—— 「間柄的存在」のための意思決定支援

　こうした和辻の「間柄的存在」の議論からは，ACPをふくむ現代の医療・ケアの意思決定支援について，なにが言えるでしょうか．私は以下の3点をさしあたりのヒントとして示したいと思います．

　まず，前節に引用した和辻哲郎の文章が説いていたように，私たちの日常においては，たんなる生理学的な肉体というものは存在せず，そうした肉体が問題となるのは，なにほどか日常から離脱した特別な場面においてのことであるということです．医学や生理学の分野では，生理学的な肉体というものがまずあって，そのうえにそれとは別の社会的な生活が成りたつという見解が取られているかもしれませんが，たとえ学問の理論上ではそうであっても，日常生活のレベルでは，私たちはたんに生理学的な肉体というものと出会うことはありません．人の身体は，つねにすでにさまざま間柄に応じたいくつもの資格を備えた存在なのであり，そうした資格を一定の期間だけ停止することによって，手術や検査という生理学的な肉体のとりあつかいははじめて可能となります．和辻はこう言います．「手術台上の肉体が単に物体であるのは，治療の手段としての一時的な仮構に過ぎない．

具体的な一人の『人』の命を救うという目的なしにはこの取り扱いは行なわれないのである」[4]. 手術台上のたんなる物体としての肉体はあくまで治療のための一時的な「仮構」つまりフィクションであって，それは具体的な「人」の命を救うためのフィクションだというのです. 医学的な手術や検査における肉体こそがもっともリアルな存在であると考えておられる医療・ケア従事者のかたは，和辻のこうした議論に驚かれるかもしれませんが，日常の社会的な間柄のなかにある人間をもっともリアルなものと考える和辻倫理学の立場からは，たんなる物体としての肉体はフィクションであるという主張も生じうるのです．ここで，手術台の肉体と間柄的な人間をまったく別のものと切り離して，どちらが本当にリアルなのかと議論することは，私はあまり生産的であるとは思いません．人間の肉体は，手術や検査など特別な場合を除けば，同時に生理学的な物体でも間柄的な存在でもあるのであり，また今まさに手術を受けている肉体も，家族や友人にとっては，同時に親子関係や友人関係といった社会的な間柄の担い手でもあるわけです．医療・ケアの意思決定の場面でも，医学的な手術や検査における生理学的な肉体の問題だけに注目したのでは，問題の全体像をとらえたことにならないのではないでしょうか．むしろそうした肉体がつねに同時に「間柄的存在」であることを踏まえておくことで，より充実した医療・ケアの意思決定支援も可能になるように思います．医学的な手術や検査も，あくまで「間柄的存在」である人間の命と健康を救うために行われるものであるからです．ここで哲学者清水哲郎の〈いのち〉の2つの層の理論を参照して，生理学的な次元を〈生物学的（biological）生命〉，間柄的な存在を他者のいのちと浸透しあう伝記的な〈物語られる（biographical）いのち〉と位置づけるなら，前者が後者の土台となり，後者が前者の価値の源である，というように整理もできるでしょう[注3].

　それでは間柄的存在ないしは〈物語られるいのち〉を尊重する意思決定支援は，どのようにすれば実現できるのでしょうか．和辻倫理学から得られるヒントの2点目として，医療・ケア従事者とは，患者という資格の他者との間柄において存在するひとつの「資格」であり，また患者も医療・ケア従事者という資格の他者との間柄におけるひとつの「資格」であることを挙げることができるように思います．著者と読者，教師と学生，母と娘の間柄のように，医療・ケア従事者は患者との間柄においてはじめて医療・ケア従事者であり，逆に患者も医療・ケア従事者との間柄においてはじめて患者なのであって，患者のいない医療・ケア従事者というものは存在しません．孤立した医療・ケア従事者と患者というものがまず存在して，それがあとから間柄を結ぶわけではなく，相互的な間柄のただなかで，医療・ケア従事者と患者という資格は存在するのです．こうした基本的な存在のしかたは，もちろん医学やケアにかんする判断や意思決定のありかたにもおよびます．患者から孤立した，医療・ケア従事者だけの判断というものは「間柄的存在」にそくしたものとは言えず，医療・ケア従事者から切り離された，患者だけの意思決定というものも同様です．患者との間柄のなかで，医療・ケア従事者の判断も形成されていくのであり，同様に患者の意思決定も，医療・ケア従事者との間柄のなかで行われていくものと見るのが，

「間柄的存在」という観点から自然であるはずです．患者のありかたや意向に応じて，医療・ケア従事者の判断も変容するのは，医療・ケア従事者があくまで患者との間柄における資格である以上，避けがたいことであり，またもっともなことであると言えます．むしろより積極的に，医療・ケア従事者は医学的な情報を伝え，患者は自分の立場や意向を伝え，それらを両者で共有する，双方向的なコミュニケーションをくりかえすことで，医療・ケア従事者と患者の間柄をいわば活性化し，孤立した個人ではなく間柄にもとづく意思決定にいたるための支援をすることが，「間柄的存在」の観点からも望ましいことであるはずです．「説明と同意」を越えて，医療・ケア従事者と患者が相互に情報を提供してそれを共有し，たがいに合意にいたることを目指す「情報共有―合意モデル」のプロセス(注4)を，今日であれば和辻は支持したであろうと私は考えます．

　さて，そうしたプロセスのゴールはどこに求めるべきでしょうか．和辻倫理学から得られるヒントの3点目として，「患者」というのはあくまで医療・ケア従事者との間柄におけるひとつの資格であるにすぎず，患者はつねにそのつどの間柄に応じた別のさまざまな資格を持っていることを挙げたいと思います．私は普段「学生」という資格においてだけ接している人物が，大学近くのコンビニで「店員」という資格において働いているのに接すると，すこし戸惑うことがあります．これは私の視野が狭く限られているからなのであって，そもそも「学生」でしかない人間は存在せず，その人間は同時に「店員」でもあり，「娘」でもあります．これと同じく，「患者」でしかない人間も存在しません．その人間は同時に，そのつどの間柄に応じて，「母親」でもあり，「上司」でもあります．和辻の「間柄的存在」論の観点からすると，私たちひとりひとりが，多様で多彩な間柄の糸の結び目のような存在であって，医療・ケア従事者と患者という間柄は，そのうちの一本の糸にすぎません．医療・ケアの意思決定支援においても，たんに「患者」としてだけではなく，それ以外の間柄に応じた，同時に「母親」でもあり「上司」でもある存在としての意向を尊重することが，そのかたを全体としての人間として尊重することにつながるはずです．そうした全体としての人間を尊重するためには，やはり先に述べたように，医療・ケア従事者が医学的な情報を伝えるだけでなく，患者も自分の立場や意向を伝える，医療・ケア従事者と患者の間柄を活性化させる双方向的なコミュニケーションが欠かせませんし，そうしたコミュニケーションによって，患者の〈物語られるいのち〉を尊重した意思決定支援も可能となるはずです．

　和辻の「間柄的存在」論は，道徳的にこうするべきと説くお説教ではありませんが，とりわけて人間関係を重要視する，私たち日本人の日常の具体的なありかたの根本を摑んだ発想であると言えます．そうした「間柄的存在」としての人間のありかたを踏まえることで，医療・ケアの意思決定支援も，それが「人と人の間」で行われるものであるかぎり，より充実したものとなる可能性があると私は考えています(注5)．

【注】

1 以下の引用は，和辻哲郎『倫理学（一）』pp. 92-93 からのものです．

2 実際，1930 年 5 月 28 日に，長崎地方裁判所佐世保支部は，患者の同意を得ていない子宮および
その附属品の摘出を，違法行為として病院に慰謝料の支払いを命じています．この点については，
前田正一「インフォームド・コンセント」（赤林朗編『入門・医療倫理 I』勁草書房，東京，2005,
p. 144）をご参照ください．

3 この〈いのち〉の 2 つの層の理論については，清水哲郎『医療・ケア従事者のための哲学・倫理
学・死生学』医学書院，東京，2022，pp. 140-145 をご参照ください．

4 このモデルについては，清水，同書，pp. 160-168 をご参照ください．

5 本章の草稿を，公共思想研究会において検討していただきました．この場をお借りして，公共思
想研究会のみなさまに感謝申しあげます．

【文献】

1) 和辻哲郎『倫理学（一）』岩波文庫，東京，2007，p. 80.

2) 同書，p. 88.

3) 同書，p. 107.

4) 同書，p. 98.

7章
「自律」と「関係的自律」

日笠晴香

1──意思決定と「自律の尊重」

　現代の医療ケアにおいては，医療ケア従事者側と患者側の双方が，意思決定に関連する情報と好みや価値などを考慮しながら，最終的な決定に至るために協力して熟考する共同意思決定が重要であると考えられています[1]．このような関係者が共に考えるという意思決定プロセスにおいても，患者本人の人生観や価値に基づく意向や意思を尊重するということ，つまり，本人の「自律」を尊重することは，ひとつの重要な要素となります[注1]．

　しかし，本人の選択が自律的であるかどうかの判断が難しいような場合もあります．例えば，本人の選択が，他でもないその人自身の人生観や価値についてよく考えたうえでの判断であるかどうかがわからないことがあるかもしれません．また，その人自身の価値というよりも，家族のことを心配し，その心配に基づいて選択をしたり，本人が家族やまわりの人の意向に影響を受けて選択をしたりするときに，その選択が自律的な意思決定であると言えるかどうかがわからないこともあるかもしれません．

　そこで，本章では，本人が家族など他の人との関係性に影響を受けて医療的な選択をする場合に，それが無視されずに尊重される必要のある自律的な選択であるかどうかという問題について考えてみたいと思います．そのために，まず，「自律」に関して，個人の置かれた社会的状況や他の人との関係をふまえて捉え直そうとする「関係的自律（relational autonomy）」の考え方を確認したいと思います．関係的自律の論者たちが主にどのような問題について議論してきたのか，主にどのような立場があるのかを確認します．そのうえで，意思決定の問題に焦点を当てた2つのケースについて，個人に着目する自律の考え方と，他の人との関係に着目する自律の考え方とで，本人の選択がどのように捉えられるかを検討します．そして，これらの考え方の違いをふまえて，本人が他の人と密接に関わりながら意思決定する際の「自律の尊重」について考えたいと思います．

2──自律と関係的自律

　自律は，もともとは独立した国家が自らの立法によって自国を統治することを意味して

いたのが，個人が自分で自分を統治したり管理したりすることをも意味するようになりました．しかし，自律の意味や自律に必要な条件の詳細については，共通の理解が確立しているわけではありません[2]．生命倫理学の文献でも見られるようなおよその意味としては，自律的であるとは，例えば，自分自身の動機づけ・理由・価値に基づいて行為することである，と理解されます[3]．

　医療における自律の尊重は，ある説明によれば，本人の自律的な選択や行為を他の人が妨げたりしないことです．このことは，別の選択や行為をするように本人を説得することとは矛盾しません．さらに，情報を開示したり，コミュニケーションを重ねたり理解を促したりすることによって，本人が自律的な選択や行為をするための条件を整えるという，積極的な義務を生じさせるものでもあります[4]．

　この自律という概念が，他の人や社会環境から完全に独立していて，感情などの影響を受けない理性的な人を前提としていたり，いわば男性主義的な理想像を促進すると考えられていたりすることに対して，フェミニストの理論家たちは疑問視してきました[3]．そのような批判に敏感でありながら，自律はなお重要な意味を持つと考える理論家たちによって，フェミニストのレンズを通して再構成された自律の概念が関係的自律です[5]．この「関係的」という語が用いられるのは，人が家族関係やその他の社会的関係の中にあることや，社会や歴史，人種や階級などの要因によって形成されていることをふまえて自律を捉えるからだと言われます[3]．

　関係的自律の論者たちが議論してきた主な問題のひとつに，社会的抑圧にさらされている人が自律的であるかどうかという問題があります．社会的抑圧とは，ある集団の人たちに対して，別の集団から物理的・心理的な力によって直接的・間接的に加えられる，構造化された不当な害のことです[5]．例えば，ある社会の中で女性に対して押し付けられる考え方として，「よい妻であり母である女性は家にいるべきであり，自分の欲求よりも夫や子どもの欲求を優先させるべきである」というものがあるとします．そのような社会的抑圧にさらされている人たちの主体性を尊重し，一方的によいと判断する仕方を強いることがないようにしながら，社会的抑圧によってその人たちの自律が損なわれる仕方を明らかにすることが，関係的自律の論者たちが取り組んできたことのひとつなのです．

3──関係的自律の論者が議論してきたこと

　この問題に取り組む関係的自律の主要な考え方はいくつかの立場に区別されます．このうちのひとつは，よく知られている従来の自律の理論をふまえて展開されてきました．この従来の自律の理論は，ある人のより単純な欲求や好みなど（一次的な欲求や好み）と，その人自身にとってより重要な価値や好み（二次的な欲求や価値や好み）とを区別します[注2]．そして，より単純な欲求などをより重要な価値に照らして判断したときに，欲求と価値が一致したり，その欲求に従うことが支持されたりする場合に，その人は自律的

であると考えます．このような理論をふまえながら，関係的自律の考え方の中でも，(1)その人が選択や行為をする際の動機となるものが，真にその人自身のものであるか，あるいは，適切な判断のプロセスを経て支持されている場合に，自律的であると考える立場があります(注3)．この立場では，例えば，2で挙げたような「よい妻・母はこうすべきである」という社会的に抑圧的な考え方が，その女性自身が本当に気にかけていることであるならば，それに基づいて選択したり行為したりすることは（たとえ理想的ではないにしても，最小限度には）自律的であることになります．このとき，判断の適切な手続きやプロセスが確保されていれば，それを経た結果や選択の内容や好みがどのようなものであれ自律的であると見なすことが可能になります(注4)．そのため，この立場には，社会的・政治的に様々な見解を許容し，個人の視点を尊重することができるという長所があります．

　しかし，社会的に抑圧的な考え方が心にしっかりと植え付けられているために，それを自分にとって重要ではないと判断すること自体が困難であるかもしれません．そこで，自律的であるためには，適切なプロセスや手続きが確保されているだけでは不十分であり，それに加えて実質的に満たしていなければならない要件があると考える立場があります．この中には，(2)自律的な好みや選択は，抑圧的な間違った考え方ではなく，適切な考え方によって導かれていなければならないと主張する立場があります(注5)．これによれば，例えば，「よい妻・母はこうすべきである」という社会的に抑圧的な考え方に基づいて選択する女性は，抑圧的な間違った考え方を自分自身のものとして取り込み，それに導かれて選択をしているために，自律的ではないことになります．しかし，この立場については，抑圧されている人の視点を尊重していないという問題などが指摘されます．

　これに対して，(3)自律的であるための実質的な要件は，自分自身に対するある種の態度を示していることであると主張する立場があります．これによれば，その人が，自尊心や自分に価値があるという感覚を持つことができたり，自分の選択や行為の所有者であるという感覚を持つことができたりする場合に，自律的であると考えられます(注6)．例えば，「よい妻・母はこうすべきである」という社会的に抑圧的な考え方に基づいて選択する際に，その選択の主体は自分自身であるという感覚をその人自身が持つことができるならば，自律的であると捉えられます．この立場に対しては，その人が社会の中で従属的な立場を受け入れさせられているにもかかわらず，その状況の中で自分自身が主体的な権限を持っていると認識する場合の問題が指摘されます．

　これまでに確認した3つの立場は，自律的であるために必要なその人の心理的な状態や能力について考えるものです．これらに対して，(4)その人をとりまく状況や環境についても考える必要があると主張する立場があります．この立場によれば，自律的であるためには，その人が実際に自由に必要な機会にアクセスできることで，自分の人生の重要な事柄に関してコントロールできる権限や力を持っている必要があります．例えば，「よい妻・母はこうすべきである」という社会的に抑圧的な考え方に基づいて選択する女性は，自分にとって重要なものを判断する能力を持ち，選択の主体であるという感覚を持っていたと

しても，その人が置かれている社会的環境のために選択肢が制約されていたり，自由に選択する機会が限られていたりするならば，自律的ではないことになります．

このように，関係的自律の論者たちは，社会的抑圧にさらされた人が自律的であるかどうかという問題について様々な側面から議論してきました[3)5)(注7)]．

4——関係的自律と医療ケアの意思決定の問題

しかし，自律に関する現在の主流の議論や生命倫理学においては，関係的自律の考え方で分析されるような自律の社会的・関係的な側面の重要性はある程度認識されているものの，社会的抑圧が自律を損なう可能性についてはあまり注目されていません[5)]．例えば，生命倫理学においては，関係的自律の議論をふまえて，自律の社会的・関係的な側面や，自律的な選択の非合理的・感情的な側面を無視せずに，自律や自律的な選択をより適切に解釈しようとすることがあります[4)]．

意思決定の問題に焦点を当てるならば，関係的自律の考え方の中でも，自律的であるためには判断の適切な手続きやプロセスが必要であると考える立場には，注目すべき特徴があります．それは，自律という考え方が人に合理性を求めすぎたり，人の認知的な側面だけを強調したりすることを批判するという特徴です[3)]．また，その立場に従えば，どのような内容の選択や好みであっても自律的であり得ます．そのため，この立場には，様々な見解や本人の視点を尊重することが可能になるという特徴があります．これらの特徴は，医療ケアの意思決定に関して自律を考える際にも重要になるのではないでしょうか．

そこで，これらの特徴を持つ自律の考え方について，さらに検討したいと思います．ここでは，次の2つのケースに即しながら考えてみます．

［ケース1］

娘である成人女性が，父親の生体ドナーになることに同意するケースです．このとき女性本人は，はっきりと意識されることのないままに当たり前に染みついている「娘は父親のために何でもするべきである」という考え方に基づいて，父親の生体ドナーになることに同意しています．

しかし，まわりの医療従事者は，この女性が生体ドナーになることを本当に望んでいるのかどうかは疑わしいと感じています．そこで，医師などが，生体ドナーになるという決定について，女性自身の人生観や価値に照らしてよく考えて判断するように本人に促しましたが，彼女はそうしたようには見えませんでした[6)]．

［ケース2］

80代の男性が，子どもたちにかかる負担を考えて，自らの経管栄養法の導入を拒否するケースです．この男性は，転移性食道がんで闘病してきました．ここ数カ月のうちに経

口摂取が次第に困難になり，げっそりと痩せてきたために，十分な栄養補給をするための経管栄養法の導入が提案されました．これを行えば栄養状態が改善するので，生命予後も（おそらくは月の単位で）伸びるとみられています．また，経管栄養法によってこの男性のQOLが低下することはあまりないとみられています．

　家族はその病床につきっきりで，子どもたちの多くが仕事や家庭生活を犠牲にしてきており，経済的負担もさることながら，精神的な負担が深刻化してきていました．男性は，自分が家族の負担になっていると考え，それはまったく望んでいなかったことだったので，最終的に，経管栄養法の導入を断りました．

　この決定に対して主治医はとても心配し，男性の家族が圧力をかけて，本人にとって利益がある治療を受けさせないようにしているのではないかと考えました[7]．

　これらの2つのケースでは，「生体ドナーへの同意」や「経管栄養法の拒否」という本人の選択が，尊重される必要のある自律的な意思決定であるかどうかが問題になるでしょう．これらのケースについては，個人の価値に照らした判断の能力に着目する自律の考え方と，他の人との相互作用に基づく自律の考え方とで，本人の選択が自律的であるかどうかの判断が異なり得ます．そこで，それぞれの自律の考え方について検討したいと思います．

5──個人の価値に照らした判断の能力に着目する自律の考え方

　よく知られている従来の自律の理論（3のはじめに確認したもの）のひとつによれば，自分の単純な欲求や好みなど（例えば，食べたいという欲求など）に対して，今それに従って行為するのか，あるいは従わないのかを，自分にとってより重要な価値や好みに照らして判断する能力が，自律の能力であると考えられます[8]．この理論を引き継ぎながら，人がこのような能力を持っていて，人生の過程でかなりの頻度でそれを発揮してきた場合，その人の人生は自律的であると捉える考え方があります．

　これによれば，人が，自分のより単純な欲求や好みに気付いたり，あるいは，他の人からそのような欲求や好みを自分自身の重要な価値に照らして判断するよう求められたりした場合に，自分の価値に照らして判断するという能力を発揮することができるならば，その人は自律的であることになります[6]．そのため，ある選択や行為の際に実際にそのような能力を発揮していなかったとしても，そのような能力を発揮しようとすればできるならば，あるいは発揮を妨げるような作用が存在していないと推定できるならば，その人は自律的であると考えられるのです．

　自律のこの考え方は，医療ケアの意思決定に関して私たちが重視する要素を説明するものであると言えるかもしれません．というのも，私たちは，人生にとって重要な選択を行う際には，本人が自分の欲求や好みなどを他の人には影響されずに自分の価値に照らして

判断することが重要であるとも考えるからです.

　もし自律に関するこの考え方に従うならば,ケース1では,「生体ドナーへの同意」は,自律的な意思決定ではないと判断されることになるかもしれません.この女性は,意識されることなく染みついている「娘は父親のために何でもするべきである」という考え方に基づいて「生体ドナーになる」という欲求を持っており,医療従事者がそうするように促したにもかかわらず,その欲求を女性自身の価値に照らして考えて判断していないように見えるためです.

　また,この考え方では,人が自分にとってより重要な価値や好みに照らして判断するために,その人自身の安定した価値や好みを持っている必要があります.そのため,その人が他の人の影響を受けて何かを決める場合には,その人自身の価値に照らしていないと捉えられるかもしれません.例えば,ケース2では,「経管栄養法の拒否」は,子どもたちの負担を心配する気持ちに基づいたものであり,男性自身の価値に照らして判断したものであるとは言えないかもしません.そうであれば,このケースの主治医が考えたように,「経管栄養法の拒否」は,自律的な意思決定とは見なされないことになるでしょう.

　しかし,このような自律の考え方では,例えば,自分にとって重要な価値に照らして考えるということをせずに何気なく行われるような,人のごく一般的な日常の行為が,自律的な行為ではないと判断されることになってしまうという課題があります[2](注8).また,自分にとって重要な価値とは,他の人との関係などから影響を受けずに保たれる安定したものであると考えられるならば,本人の選択が自律的であるかどうかは,外部からの影響を全く受けずに行われたかどうかによって判断されることになるかもしれません.そうすると,自律の意味を非常に狭く理解することになるという課題もあります[7].

6——他の人との相互作用に基づく自律の考え方

　このような課題をふまえて,人が他の人と密接な関係を持ちながら選択する場合について考えてみたいと思います.

　例えば,子どもを持つかどうかを考えるパートナー同士や,転職を検討する配偶者同士の間では,お互いがそれを共同で熟考する(shared/joint/collaborative deliberation)というプロセスが生まれます.その選択は,それぞれの人生にとって重要な意味を持ちます.このとき,一方が決定して相手にそれを押し付けるのではなく,共同で熟考するプロセスにそれぞれが深くかかわり,決定とそれに至る理由が共有されることをお互いが望んでいます.それぞれが,相手のニーズや判断を自分のとは切り離して考えるのではなく,まさに自分自身の望みや欲求の一部と考えます.そして,実際に相手と話し合ったり,相手の観点について深く考えたりすることによって,相手との密接な相互作用と相互依存のなかで,自分の価値や選択肢を考えます.このように共同で熟考することにより,ひとりでは持たないような仕方で自分たちの考えを形成する理由を持ち,相手との共通の目的や価値

を目指すことになります．ただし，そのような共通の目的や価値は，相手との関係の外では，その人自身の目的や価値とはならないかもしれません．そうであっても，共同で熟考する相手との共通の目的や価値によって自分たちが動かされることに満足していたり，そうすることを許容していたりします[9]．

このように他の人と密接に関係している場合にも，自分の行為や選択の動機となるものを，自分の歴史や現在進行中の人生の物語に照らして受け入れる傾向を持っているならば，その人は自律的であるとする考え方があります．これによれば，行為や選択のたびに実際に自分の物語や歴史に照らしてその動機を受け入れる判断を行っていなかったとしても，もしその人が他の人から尋ねられたら，自分のその行為の理由を説明できるならば，それらの選択や行為は自律的であり得ます．このとき，その理由は，その動機がその人自身にとって価値あること，自分自身の観点から少なくとも最小限に正当化できること，それを自分自身のものとして理解できると感じられることを，何らかの形で表している必要があります．このような理由が説明できる場合に，その人は自分自身を疎外感なく受け入れられることになります[9]．

反対に，依存症の人や深い葛藤を抱える人にとっては，自分の行為を促す動機は，その行為の理由を説明できるようなものではありません．また，疎外感があるときには，自分の動機が相互に対立したり，他のより重要な価値と対立したりしているために，その動機を自分にとって正当化することができなくなります．疎外感がある場合には，人は，決定に伴う感情や情動を適切な仕方で経験せず，自己分裂の感覚を持ち，自律的ではないことになります[9]．

この考え方では，相手と共同で熟考して持つ動機や価値に基づいてその人が選択する場合に，そのような動機や価値をその人自身が疎外感なく受け入れており，もし他の人から尋ねられればその理由を自分の観点から説明することができるならば，その選択は自律的であると考えられます．そして，そのような共同で熟考する密接な関係においても，一方が相手を操作して自分の考えに従わせようとしたり，自分の価値を相手に押し付けようとしたりしていなければ，相手の希望や視点を尊重できていると言えます[9](注9)．

この考え方によれば，ケース1では，娘である女性と父親とが生体ドナーについて共同で熟考するなかで，父親の移植を受けたいという希望を一方的に押し付けて女性がドナーになるように操作しているならば，女性の「生体ドナーへの同意」は，自律的な意思決定ではないと判断されることになるでしょう．しかし，父親に生きてほしい，父親に尽くしたいと願う女性と，生き延びたいと思う父親とが共同で熟考するなかで，女性と父親とが共通する目的や考えを形成し，女性が生体ドナーになることを受け入れており，例えば医療従事者から尋ねられた際に，女性自身の観点から選択の理由を（例えば，自分にとってそれがよいのだと）説明することができるならば，「生体ドナーへの同意」は，自律的な意思決定であり得ます．

また，ケース2では，他でもない男性自身の価値に基づいて「経管栄養法の拒否」を選

択したというのとは異なる説明が可能になるかもしれません^(注10)．つまり，男性ひとりであったならば，最期まで少しでも長く有意義な時間を持てる人生が重要であるという価値を持ち続けるかもしれません．この場合には，経管栄養法の導入に同意する可能性があります．しかし，男性と子どもたちそれぞれが共同で熟考するなかで，男性の選択肢や子どもたちの生活の現状などをふまえながらお互いに共通する考えを形成し，男性ひとりの価値とは異なる共通の考えに基づいて，「経管栄養法の拒否」という選択をしたという説明ができるかもしれません^(注11)．この場合にも，男性がその選択を疎外感なく受け入れており，もし他の人から尋ねられた際には男性自身の観点から選択の理由を説明することができるならば，その選択は自律的な意思決定であり得ることになります．

7——意思決定において自律を尊重するということ

　これまでに，自律を個人の価値に照らして判断する能力と捉える考え方と，相手との相互作用に基づいて捉える考え方とを検討しました．それぞれの考え方によって，本人の意思決定が自律的であるかどうかの捉え方が異なるからです．

　5で検討したように，他でもないその人自身の好みや価値や，それに照らして考えた選択を重視する面が私たちにはあるかもしれません．しかし，人が社会の中で様々な影響を常に受けて生きていることをふまえるならば，特に，密接に関係する相手と相互に影響し合いながら，自分ひとりの価値というよりも相手と共有する重要な目的や価値に基づいて選択するという面についても，考える必要があります．そうすることでより現実的な人の捉え方に即して自律を考えることができるのではないでしょうか．

　そこで，6で検討した自律の考え方に従うならば，ケース1の「生体ドナーへの同意」やケース2の「経管栄養法の拒否」の場合には，その人の選択が，自分自身の価値や重要な事柄に基づくものであるかだけでなく，相手と共同で熟考するなかで共有される考えや価値に基づくものであるかを，十分に理解する必要があるかもしれません．相手と共有する考えや価値に基づく場合には，それをその人自身が受け入れている理由について関係者が共に話し合うことで，その人自身の観点からその選択が正当化できるかどうかを注意深く確認する必要もあるでしょう．これによって，相手からの強制や操作の有無を確かめることにもなり得ます．また，その人自身が自己分裂の感覚を持つことなく，適切な感情を伴ってその選択をしているかどうかも理解できるのではないでしょうか．さらに，共同で熟考するなかで持たれる目的や価値であれば，相手の考えや相手との関係性の変化によって変わることもあるので，より慎重に，お互いの考えや目的などを確認することも重要になるでしょう．その際に，場合によっては，相手との関係の外でのその人自身の考えや価値を理解することで，その人と相手との共同の熟考だけでは考えられなかった選択肢が見えてくることもあるかもしれません．

　もちろん，共同意思決定のプロセスにおいては，単に本人の自律を尊重することだけで

はなく，本人にとっての益や害についても関係者が一緒に考えることが必要になるでしょう．また，本人の自律的な意思決定が，社会の中でどうしても受け入れられないようなものであれば，それは尊重されないかもしれません．このようなプロセスのひとつの要素として，本章で検討したような自律的な意思決定を尊重することは，本人の視点を意思決定において尊重するという意味で重要になるのではないでしょうか．

【注】

1　共同意思決定のプロセスでは，医療ケア従事者側からは，医療の情報を患者側に提供し，患者からは，自らの人生観や価値などや，それらに基づく意向を医療ケア従事者側に伝えます[10]．このとき，本人が表明する意向であれば何でも尊重するのではなく，本人の「自律」を尊重することがひとつの重要な要素になると考えられます．

2　このような考えは，より単純な欲求とより重要な価値とを階層に分けて考えるので，「階層理論」と呼ばれることがあります．

3　この立場は「手続き的（procedural）」アプローチと呼ばれます．

4　これは「内容中立的（content neutral）」であると言われます．

5　この立場は「強い実質的（strong substantive）」アプローチと呼ばれます．

6　この立場は「弱い実質的（weak substantive）」アプローチと呼ばれます．

7　こうした議論のそれぞれの立場は，相互に対立しているように見えます．しかし，これらの立場は，自律が持つ意味の側面から整理することで，社会的抑圧のメカニズムをそれぞれの側面から分析していると理解されます[5]．

8　このような従来の自律の理論の課題に関しては，別の機会により詳しく検討しました[11]．

9　この自律の考え方では，共同で熟考する別の例についても検討されます．それは，トラウマを抱える人と，その人が再び現実的な人生設計をして，それを自分のものとして生きていけるように支援する立場の人の例です[9]．本章では，この例は詳しく検討せず，別の機会に譲りたいと思います．

10　ケース2を紹介している文献では，男性は，愛する家族を慮り，そうすることが正しいと信じて「経管栄養法の拒否」を選択した，と説明されます[7]．これに対して，ここで検討している相互作用に基づく自律の考え方に従うならば，別の説明が可能になります．

11　この自律の考え方では，議論を単純にするために1対1の人間関係について考えています[9]．しかし，この議論は，例えば，この男性と子どもたちという3人以上が共同で熟考する際にも適用できる可能性があります．その際には，より複雑な相互作用を考える必要があるかもしれません．

【文献】

1)　Tilburt JC: Shared Decision Making. Bioethics 4th ed., Bruce Jennings, ed., Macmillan Reference USA, 2014, pp. 2946-2953.

2)　Beauchamp TL, Childress JF: Principles of Biomedical Ethics 8th ed.. Oxford University Press, 2019.

3)　Stoljar N: Feminist Perspectives on Autonomy. Stanford Encyclopedia of Philosophy, 2018 (https://plato.stanford.edu/entries/feminism-autonomy/　最終閲覧2023年10月31日).

4)　Childress JF: Respecting Personal Autonomy in Bioethics: Relational Autonomy as a Corrective?. Childress JF, Quante M, eds., Thick（Concepts of）Autonomy. Springer, 2022.

5)　Mackenzie C: Relational Autonomy. Hall KQ, Ásta, eds., The Oxford Handbook of Feminist Philosophy. Oxford University Press, 2021, pp. 374-384.

6)　Quante M: In Defence of Personal Autonomy. Journal of Medical Ethics 2011; 37(10): 597-600.

7)　スウォタ，アリッサ・ハーウィッツ：（会田薫子訳）臨床現場における文化的多様性. 病院倫理委員会と倫理コンサルテーション．ヘスター，D. ミカ編，前田正一，児玉聡監訳，勁草書房，

2009.

8） Dworkin G: The Theory and Practice of Autonomy. Cambridge University Press, 1988.

9） Christman J: Autonomy, Respect, and Joint Deliberation. Childress JF, Quante M, eds., Thick （Concepts of） Autonomy, Springer, 2022.

10） 会田薫子：臨床倫理の基礎. 臨床倫理の考え方と実践——医療・ケアチームのための事例検討法. 清水哲郎，会田薫子，田代志門編，東京大学出版会，2022.

11） 日笠晴香：本人の意思を尊重するということ——「自律」・「自己決定」再考. 臨床倫理の考え方と実践——医療・ケアチームのための事例検討法. 清水哲郎，会田薫子，田代志門編，東京大学出版会，2022.

本人の意向を尊重するとはどういうことか

　医療やケアを受けるかどうかを判断するということは，自分の生き方や生命そのものにかかわることですから，自分のことは自分で決める，自分の気持ちは自分がいちばんよくわかる，という考え方が重要だという見方は大切だと言えるでしょう．しかし，だれもが自分のことを自分で決められるわけではありません．重要なことだから家族の意見を聴きながら決めたい，医療者にお任せしたい，というひともいるはずです．そういった場合にも，「あなたのことはあなたが決めていいんだよ」と決定を促すことは，はたしてそのひとの意向を尊重する態度と言えるでしょうか．

　アドバンス・ケア・プランニング（ACP）は，本人・家族等・医療者などを中心とした関係者が，本人にとっての〈最善〉の方針を都度確認していく，繰り返しの話し合いのプロセスを重視した取り組みです．さきほど見たような場合（自分ひとりで決められないときや，家族や医療者の意見を聴いて決めたい／お任せしたいときなど）にも，ACP が役に立つ有効な手立てだと位置づけられています[1]．もちろん，自分の意見や主張を叶えてほしいと強く望む場合にも，関係者にその意向を共有でき，経時的にその意向が変化していないかどうか確認する意味でも有効に機能するものです．

　こうしてみると，ひとくちに「本人の意向を尊重する」と言ったときに，じつのところ少なくとも二とおりの意味が含まれているとわかります．自分のことは自分で決める，という場合にそれを尊重することは，「自律」や「自己決定」の尊重という意味において理解できます．他方で，自分ひとりで決められない，という場合にそれを尊重することは，「みんなで〈最善〉を見つけ出す」という仕方で本人の意向を尊重しつつ意思決定に繋げることだと理解できるでしょう．ただし，前者の場合であれ後者の場合であれ，気をつけなければいけないことがあります．それは，本人が表明した意向が，ほんとうにそのひとの本心なのか，ということです．

家族思いの本人／本人思いの家族

　たとえば，経済的に裕福でない家計状況と自らが積極的に治療を受けることとを比較衡量して，家族の経済的負担にならないようなあり方に価値を見出して「治療を受けない」と意思決定した場合はどうでしょうか．たしかに，本人の生命・身体的利益は損なわれるかもしれません．それでも，本人は悩みながらも家族の利益を優先しているわけですから，その選択こそが本人にとっての〈最善〉の選択であって，尊重されるべき「本人の意向」だと理解することも十分にできるはずです[2]．

　このような，一見自己犠牲的な意思決定の場合，本心がどのようなものであるかしっか

りと理解することが家族にも求められます．家族思いの本人の意思決定は，本人自身の〈最善〉を実現する意思決定であって，たんに家族にとっての〈最善〉を実現するものではありません．日本においては，医療やケアをめぐる意思決定は家族の問題とされ，医療者が本人よりもまずは家族の意向を確認する場合も少なくないことが指摘されてきました[3]．さきの例とは反対に，本人思いの家族が本人のためにとなんらかの意向を表明し，家族思いの本人もそれを受け容れて本心を曲げて意思決定したならば，それは真に本人の意向や〈最善〉だとは評価し難いものです．あるいは，家族が経済的・精神的に負担と思っていなくとも，本人が家族の負担を過剰に忖度し誤解するあまりに，本心とは違う意思決定をしてしまうことも回避されるべきです．これらのことに鑑みるならば，家族は，本人の意思決定の背景や本心を推し量る必要があると言えるでしょう．

　日本老年医学会が2019年に発出した「ACP推進に関する提言」に目を向けると，さきに述べたことに関連して，医療・ケア従事者にも本人が言語化した「意向」の背景に思いを致すことが大切であると求めています[4]．家族思いの本人，そして本人思いの家族，両者の思いの強さ／すれ違いを第三者的な視座から適切に理解し，交通整理することも医療従事者に求められる役割のひとつだということがわかります．このことからも，ACPにおいて本人・家族等・医療者のそれぞれがそれぞれの役割をきちんと把握して協同（協働）することが肝心だと理解する必要があるでしょう．

繰り返し「対話」するということ

　本人の意向を尊重すること，そしてその意向が本人にとっての〈最善〉であるということを担保するために，言語化された「意向」のみならずその背景や本心の理解が求められるのであれば，どのようにしてそれを実現することができるでしょうか．ひとつの手がかりは，ACPが「繰り返しの話し合いのプロセス」だというところにあると思われます．

　わたしたちは生きていくなかで，さまざまなひとや物，出来事や価値観に触れ，それらすべては経験として蓄積され，それを自ら解釈し語ることで「人生の物語り」が構築されていきます[5]．この「人生の物語り」はACPにおいて〈最善〉を探るうえでもっとも重要な要素でもあります．ACPに参加する家族等は，本人にとって関係の深い存在であって，本人の「人生の物語り」は家族等ともオーバーラップして共有されていることになります．つまり，本人によって語られる「人生の物語り」のなかには，家族の「人生の物語り」も含まれている，そしてその逆の関係にもあるということです．すると，ACPにおける繰り返しの話し合い，すなわち「対話」とは，お互いにオーバーラップする「人生の物語り」を本人から家族へ，家族から本人へと行き交わせる実践だとみることができます[6]．そうすることで，本人による「人生の物語り」だけでは見えてこなかった本人像，あるいは「そのひとらしさ」のようなものもあらたに浮き上がってくるのではないかと考えられるのです．そしてその実践が繰り返されることで，都度の気付きが期待できるかもしれません．

以上のように，ACP における繰り返しの「対話」には，意思を共有するのみならず，本人が自己自身をあらたに理解する契機という意味が包含されていると言えるでしょう．そしてそのことは，本人にすら見えていなかったかもしれない〈最善〉を導き出すための重要なプロセスでもあるのです．ACP や共同意思決定において行われる「対話」によって本人が自己自身を見つめなおす（再発見する）ことを通じてはじめて，家族等や医療者も本人にとっての〈最善〉，本人の意向を真に尊重することができるのではないでしょうか．

【文献】
1）　厚生労働省：人生の最終段階における医療・ケアの決定プロセスに関するガイドライン　解説編．2018.
2）　秋葉峻介：共同意思決定は自律・自己決定の限界を克服したのか――意思決定主体再考に向けて．医学哲学医学倫理　2022; 40: 1-10.
3）　宮地尚子：医療における真実告知と家族――日米医師の比較調査より．日本医事新報　1995; 3737: 28-32.
4）　日本老年医学会：ACP 推進に関する提言．2019（https://www.jpn-geriat-soc.or.jp/press_seminar/pdf/ACP_proposal.pdf）.
5）　会田薫子：長寿時代の医療・ケア――エンドオブライフの論理と倫理．ちくま新書，2019.
6）　秋葉峻介：医療・ケアをめぐる意思決定と「人生の物語り」の再構成・再創造．医学哲学医学倫理　2023; 41: 12-19.

（秋葉峻介）

8章

タイミングの倫理と共同意思決定プロセス

時間感覚へのケアから考える

早川正祐

1——はじめに

　臨床における意思決定支援が倫理的に適切なものであるためには，患者本人を中心にした「共同意思決定」のプロセスが必要不可欠だと考えられます．例えば，清水哲郎が提示する「情報共有—合意モデル」によれば，患者本人の志向を中心としつつ，医療者側と（家族等を含む）患者側とが，本人の身体的生命に関わる「生物学的情報」と生活・人生に関わる「いのちの物語り的情報」の両方を共有しながら考えを深め，共同で意思形成・意思決定をしていくことが重要だとされます[1]．また会田薫子は，患者・家族と多職種チームの継続的で協働的な作業を経てこそ，意思決定プロセスは，新たな選択肢等を産み出す創造的／想像的なものとなり，「相手をひとりの人間として尊重する」という人間尊重の理念にも適った倫理的なものになることを強調しています[2]．

　本章では，清水・会田らの上記の洞察を継承しつつ，さらに**タイミング**という観点から，共同意思決定プロセスについての考察を深めたいと思います[3][4]．医学的説明の提示，本人の感情・意向・人生観・価値観等の聴取，またそれらの共有を通しての治療・ケア方針に関する話し合いは，患者本人にとって望ましいタイミングでなされる必要があります．以下で見ていくように，患者本人の準備が整っていない段階で，それらを試みることは，患者をかえって沈黙させたり，医療者側と患者側との対話の基礎になる信頼関係の形成を妨げたりします．

　では，どのようにしたら，患者本人にとって望ましいタイミングでの情報共有や治療・ケア方針の決定は可能になるのでしょうか？　本章では，この問いを，患者本人の**時間感覚に対して配慮しケアする**という観点——以下では単に「時間感覚へのケア」——から考察します．そしてその実践が，一体どのようなものであり，共同意思決定プロセスを適切かつ豊かなものにするうえでいかなる貢献をしているのかを見ていきたいと思います．

2——病苦における現在停留的な時間感覚

　患者の時間感覚に対するケアが，いかなる実践なのかを明らかにするためには，ケアの

対象となる時間感覚がそもそもどのようなものなのかを理解する必要があります．本章では「時間感覚」という言葉は，患者本人が，時間の進行や流れをどのようなものとして主観的に感じ体験しているのかを表す言葉として導入します．まず本節では，病苦の体験に多かれ少なかれ共通すると思われる時間感覚について，非常に大まかにですが確認したいと思います．とりわけ，意思決定支援の難易度が増すと考えられる本人の苦痛が強い場合を取り上げます(注1)．

　この点に関して，病いの物語論で著名なアーサー・フランクの叙述が重要な手がかりを与えてくれます．フランクは，心不全から日常生活に復帰してまもなく，睾丸がんにも罹患し，予期しなかった様々な症状に悶え苦しむことになります．そして，その苦痛によって変調をきたした時間感覚について以下のように述懐しています．

　私は多くの苦難を体験する中で，混沌が課す沈黙と絶望に気づくことになった．混沌において生きている人は，**未来を実現できるという感覚**を全く欠いているため，物語を語るのにこの上なく苦労する．混沌とした生は，**現在時制**において続けざまに降りかかる襲撃によって特徴づけられる．語りが時間的な進展を含むものであるなら，［苦痛における］混沌とは，［語りに抗うような］反—語りなのだ[6]（強調および［　］内の補足は引用者）．

　フランクによれば，混沌とした病苦を生きる人は，苦しみに満ちた**現在**に閉じ込められており，そこに抜け道があるとは思えなくなっています．現在の苦痛を耐え忍ぶのに精一杯であり，未来への前進を思い描いたり未来の展望について積極的に語ったりするだけの余裕はないのです．苦しみは，それが深ければ深いほど，本人の意識を現在へと固着させることで，その人が未来の可能性へと関心を向けるのを深刻な仕方で妨げます．本章では，病苦によって，苦しい現在に留まらざるをえない患者がもつ時間感覚を，**「現在停留的な時間感覚」**と呼びます．ここでは，心身の健康を享受できる人々において優勢になっている，未来へと歩みを進めるような時間進行の感覚——**「未来前進的な時間感覚」**と呼びます——は希薄になっているのです．

　このような状況にある患者は，「まさに**今**体験している苦しみの深さをきちんと認めてほしい」という仕方で**現在の体験**の共有を切に求めています[7)8)9)]．したがって，このタイミングで，今後のケア・治療方針等（＝未来）の話を中心にすることは，患者のその切実な想いを軽視することにつながります．フランクは，苦しみの只中にいる者に対して「医療スタッフが取りかねない最悪のふるまいは，その人が先に進むように急き立ててしまうことである」[10]と述べています．フランクの言葉は厳しさを帯びていますが，それは「現在まさに体験している苦しみを認知してほしい」という想いがそれほど痛切なものだということでもあります．実際，患者を先へ先へと急かすばかりで患者本人のタイミングやペースが軽視される状態が続けば，患者との信頼関係の構築は難しくなります[11]．そ

れによって，意思決定支援が困難になるのは想像に難くありません．

　以上のことは，適切な共同意思決定プロセスには，**患者の現在停留的な時間感覚に配慮するようなケア**が重要なものとして含まれていなければならないことを示唆しています．では，ここでいう時間感覚へのケアは，おおよそどのような実践内容をもつものなのでしょうか？　この点に関する考察を深めるために，次節では，病苦に苛まれている患者の現在停留的な時間感覚というものが，どのような**時間性の変調**をはらんでいるのかを確認したいと思います．

3──周期的なリズムの基底性

　再びフランクの言葉に耳を傾けてみましょう．

　腫瘍は私のからだを占領すると，心も支配するようになった．闇は痛みの孤独をいっそうきわだたせる．苦しむ者はやすらかに寝入っている人たちから切り離されているからである．……人が寝ている夜には眠るのが自然である．休息すべき時間に眠らないことは，**健全な生のサイクルが失われる**ことを意味する．それまで眠りを妨げられたことのなかった私はからだの痛みに起こされ，目覚めていなければならないことの理不尽さを意識するようになった．私は眠っている人々から切り離されたのである．……このように，病気になった人は痛みによって自分が**置き去り**にされたように感じる．……私は**自然のサイクルの外**にいた．日中は疲れて働くこともできず，夜は腰を釘で打たれるような痛みで眠ることなどできなかった．私は昼も夜も中途半端な存在になった．自分は存在しているともいえず，かといって不在ともいえなかった．私には**居場所がない**のだった[12]（強調は引用者）．

　この引用に示されているように，フランクは，度重なる身体的苦痛の襲来によって，（本来であれば）体の休止期である夜間に，睡眠がとれなくなり，体の活動期である日中に仕事ができなくなります．睡眠覚醒といった自然な生体リズムが攪乱されてしまえば，未来の計画や目標を立てたり，その実現に向けて頑張ったりする気力も奪われてしまいます．フランクは将来の生活や仕事に関して「無邪気な期待ができなく」[13]なり，「私はスケジュールや計画が立てられない人間になっていた」[14]と当時の状況を振り返っています．ここから分かることは，周期的なリズムの減退が，「苦しい現在から抜け出せない」という現在停留的な時間感覚の根底にあること，また周期的なリズムが保たれてこそ，気力も保たれ，今後の目標や計画に向かって歩みを進めるような未来前進的な時間感覚が確固としたものとして成立することです[15]．

　さらに，周囲の世界から「自分が置き去りにされたように感じる」，また「居場所がない」というフランクの言葉に注目しましょう．ここでは周期的な時間性の減退が，**社会的**

同期性の減退（周囲の人々とタイミングが合わなくなること）と結びつき，**孤立感や居場所の喪失**をもたらしています．前述のように，痛みや不安によって不眠になり，安定した生のリズムを奪われれば，日中でも気力が湧かず活動的になれません．その結果，自らが体験している耐え難い気怠さとは無縁に，未来へと滞りなく進行する周囲の世界に対して，言いようのない孤立感を覚えることになります．以前まで慣れ親しんでいた居場所であった世界は，今やよそよそしく疎遠なものに感じられ，自分が世界から置いてきぼりにされているように感じられる．このことは，生の周期的なリズムが維持され周囲の人々と社会的に同期できてこそ，その人の居場所が維持され，より自分らしく生きていけることを意味しています．

　興味深いことに，精神医学の現象学で著名なトーマス・フックスは，私たちの時間経験の根底に心拍・呼吸・ホルモン分泌のリズム等の**生体リズム**が横たわっていることを指摘しています [16](注2)．フックス（また多くの時間生物学者）によれば，人間にとって最も基本的な時間性は，生体としての周期的な時間性であり，未来前進的な時間感覚は，あくまでも安定した周期的なリズムをベースにして成立するものです [17][18]．例えば毎日，夜間になると副交感神経系が活発に働き，血圧や体温も低くなり，またメラトニンの血中濃度が高まり，ついには眠ることができるようになるといった概日リズムのことを思い浮かべればいいかもしれません．周期的なリズムが安定してこそ，今後の計画を立てたり，それを実行に移したりするだけの気力が湧いてきて [19][20]，未来に前進する周囲の人々と同期化し社会に居場所をえることもできるのです．フックスの考察は主として鬱病に限定されていますが，フランクの叙述は，より広い射程をもっています．特定の精神疾患に限らず，苦痛や不安に苛まれている限り，周期的な時間性が減退する傾向にあり，それによって，未来へと前進する周囲の人々や世界への同期化＝社会的同期化が阻まれること，すなわち周囲の人々と様々な事柄に関するタイミングが合わなくなり，社会的孤立感が深まることを，フランクは明らかにしているのです．

　さて以上を踏まえると，本章の主題である「共同意思決定プロセスを促進する時間感覚へのケア」というものは，

(1)　患者の**現在停留的な時間感覚**に共感的に寄り添うこと
(2)　苦痛を緩和し，変調をきたしている患者の**周期的なリズム（周期的時間性）**を回復させること

という，二つの側面を含んでいる必要があると考えられます．本章では，(1)の側面は，「共感的に寄り添う」という情緒的な要素を含んでいることから「時間感覚へのケアの**パトス的次元**」と呼びます．それに対して(2)の側面は，睡眠覚醒リズム等の自然な生体リズム（体内時計）の回復への医学的対応を含んでいるので「時間感覚へのケアの**ピュシス的次元**」と呼びます．ギリシア語で「pathos＝パトス」は感情を表し，「physis＝ピュシス」

は自然を表します．時間感覚へのケアがこの二つの側面を併せもつことで，患者は徐々に未来へと開かれることになり，医療者側と患者側が協働して，意思決定プロセスを適切かつ豊かなものにしていくことができるのではないでしょうか．次節では，この点を具体的に見ていきたいと思います．

4──意思決定支援におけるピュシス・パトス・ロゴスの循環

　共同意思決定プロセスを促進するような患者の時間感覚へのケアは，パトス的次元とピュシス的次元の両方を備えていなければならない．これが本章の作業仮説でした．本節では，**意思決定支援のモデル事例**をもとに考察することで，この仮説を多少なりとも支持できればと思います．今回参照するのは，「高齢腎不全患者に対応する医療・ケア従事者のための意思決定支援ツール」という冊子の第3章です．この冊子は，AMED「高齢腎不全患者に対する腎代替療法の開始／見合わせの意思決定プロセスと最適な緩和医療・ケアの構築」（研究代表者：川崎医科大学副学長 腎臓・高血圧内科学教授 柏原直樹）における会田薫子分担班の研究開発課題「高齢腎不全患者（人生の最終段階を含む）に対する共同意思決定による最適な腎代替療法選択，非導入の意思決定プロセスの構築」の成果物として一般公開されているものです[注3]．そこでは，意思決定支援に関する最先端の研究成果が提示されています（以下からダウンロードができるので，モデル事例の詳細を知りたい方は是非ご参照ください．https://www.l.u-tokyo.ac.jp/dls/cleth/tool.html）．

　とりわけ本節では，この冊子の第3章（第1著者：齋藤凡）における意思決定支援のモデル事例の前半部から，患者の時間感覚へのケアが，どのような仕方でパトス的かつピュシス的な次元を備えているのかを明らかにしたいと思います（ただし以下の考察は，「時間感覚へのケア」という観点から展開されますので，このモデル事例の豊かな全体を視野に収めるものではない点をあらかじめおことわりしておきます）．

　この意思決定支援のモデル事例の主人公である大森まさよさん（仮名）は70代後半で「糖尿病性腎症と冠動脈疾患および転移が疑われる子宮体がんと脳梗塞後遺症，末梢動脈疾患も有しています．認知機能の低下もみられますが，嗜好や嫌悪に関するコミュニケーションは可能です」（意思決定支援ツール第3章，p. 1）．そして「冠動脈疾患の精査目的で大学病院に入院したところ，高度腎機能低下がみとめられ，腎代替療法の選択も検討されています．しかし，医学的に腹膜透析と血液透析はともにリスクが高いと判断されたため，保存的腎臓療法も含めてご家族に説明がなされています」（ibid.）．また「本人にとって医学的な事柄を理解することは難しいので，ご家族と医療・ケアチームとの話し合いでCKM［保存的腎臓療法］で経過をみる方向に進もうとしています」（ibid.［　］の補足は引用者）．

　以下では，モデル事例のあらすじを示しながら，どのように意思決定プロセスが進行していくのか，またどのように大森さんの時間感覚に対する配慮やケアがなされているのか

分析を加えていきます.

　このモデル事例では, 最初にカンファレンス・ルームで大森さんの主治医である犬飼医師が, 猫田看護師と家族同席のもと, 今後の治療方針を決めるために本人に病状を詳しく説明していきます. 具体的には, 子宮体がんの転移によって腹膜透析は困難である点, 血液透析をした場合も末梢動脈疾患の症状悪化が考えられる点, また冠動脈疾患による透析中の心停止のリスクがある点等が, 大森さんに説明されます. そして, これらの点を踏まえ, 透析の非導入も今後の選択肢の一つとして大森さんに提示されることになります. しかし犬飼医師の懸命な説明にもかかわらず, 大森さんは, 頭を抱えながら険しい表情で「もう疲れた」「聞きたくない」(ツール第3章, p. 3) と言葉を発します. 今後の治療方針をなるべく早めに決めたい犬飼医師の未来前進的なモードに, 大森さんはついていけない様子です. 大森さんにとっては意思決定プロセスの進行ペースが早すぎるのです. ここでは, 大森さんにとって望ましいタイミングでの治療方針の話し合いにはなっていない, と言うことができるでしょう.

　その後, この様子を見守っていた猫田看護師が, 病室に戻った大森さんの元を訪れ, 大森さんの今の気持ちに寄り添おうとします. そして「大森さんが**今**やりたいこととか嫌なことはありますか?」(ツール第3章, p. 3, 強調は引用者) と優しく言葉をかけます. ここで猫田さんは, 今後のこと=未来へと大森さんを急き立てるのではなく, 大森さんにとっての**今・ここ=現在**に留まろうとします. 別の言い方をすれば, 猫田さんは大森さんへの共感的な関わりを通じて, **加速化してしまった共同意思決定のペースを減速化**(スロー・ダウン) しているとも言えます. そのことを通じて, 自らの時間的なモードを, **未来前進的なモードから現在停留的なモードに切り替え**, 大森さんの現在の苦痛に**同期**するのです. この猫田さんの同期化によって, これまで沈黙していた大森さんは, 自分が**今まさに感じている痛み**について「足が痛いんよ, これが嫌でねぇ」(ibid.) と, 自分のペースでゆっくりと話すことができるようになります.

　そして, 猫田さんの共感的な同期化が, 医療・ケアチーム全体に伝播して, **多職種チーム皆で**, 大森さんが今感じている痛みに**同期化**することになります. これによって痛みに関する情報がチーム全体で共有されます. 病棟の看護師からも, 「足の潰瘍の処置の時に強く嫌がっている」「足の痛みが強くて夜のラウンド時も起きていることが多い」「様子を見に行くたびに足の痛みを訴えている」「発語が少ないのも痛みが強いためではないか」(ツール第3章, p. 7) 等の情報が集まります. このように時間感覚へのケアが, 大森さんの現在停留的な時間感覚に共感的に寄り添うような**感情共有=パトスの共有**を伴ってこそ, **情報共有も促進**されるのです.

　ここまでの展開を見ても, この医療・ケアチームは素晴らしいのではないでしょうか. しかし, ここからの展開もまた凄いと感じられます. この凄さを理解するために, まず, 意思決定支援が, 適切な医学的証拠に基づき, 医学的にはどのように対応するのが望ましいかを患者本人と医療者側が一緒に考えるプロセスを含むという点に留意しましょう[2].

その点で，意思決定支援は患者本人の**言葉による理解・状況認知や理性的思考**――すなわち**ロゴス**――の促進を含んでいるのです．そして，この医療・ケアチーム（またこの冊子作成にあたった先生方）の臨床的な卓越性は，意思決定支援を，**ロゴスの根底にあるピュシス＝自然的生命**の次元にまで遡って考えているところにあります．すでに見たように，猫田看護師による共感的な同期化（時間感覚へのパトス型ケア）によって，大森さんが今感じている痛みに関する情報共有がもたらされました．今度はその痛みに関する情報に基づき，さらに**ピュシス＝自然的生命**の次元へと立ち返り，大森さんの周期的な体内リズム（睡眠覚醒リズム）を回復させるような医学的対応（時間感覚へのピュシス型ケア）がなされるのです．

　大森さんは「痛みのために十分に睡眠をとることができておらず，認知機能の低下に加えて，睡眠不足が状況の理解や意思決定を一層難しくしていると推察されました」（ツール第3章，p. 7）．より詳しくは，大森さんは下肢潰瘍による痛みによって睡眠不足（睡眠覚醒リズムの減退）になり，日中の気力や認知能力が低下している可能性が指摘されます．そこからトラマドール製剤の処方やフェンタニル貼付剤によって疼痛コントロールが図られます（ibid., pp. 7-8）．また水分と塩分の過剰摂取が一因で倦怠感（本来なら体の活動期である日中でも気力は低下）が生じていることから，塩分調整等の食事の調整と利尿剤の処方がなされます（ibid., pp. 7-9）．ここで重要な点は，共同意思決定プロセスには，「**生きられている身体（lived body）**」＝「**本人に苦痛がどう感じられているか**」という**パトスの次元**から，「**生きている身体（living body）**」＝非人称的な生体という**ピュシスの次元**への視点の移行があるということです（この区別に関してはフックスに負う）[21]．さらに両視点を行き来しながら意思決定支援における時間感覚へのケア（周期的時間性の回復）が進行するのです．

　このような過程を経て，「痛みが緩和され，夜間の睡眠を確保できるようになったところで，体調のよさそうな時を見計らい，犬飼医師から本人に対し現在の身体状況や透析療法についての説明が試みられました」．（ツール第3章，p. 12）．今回は**睡眠覚醒等の生体リズムの安定化（ピュシスの次元）**がなされているおかげで，大森さんの認知能力と気力が回復しています．さらに犬飼医師は透析に関して「心配になりますよね」等の言葉を大森さんにかけ，不安を感じている大森さんの理解のペースに共感的に寄り添いながら（パトスの共有），透析に関する医学的情報の共有（ロゴスの共有）を行っています（ibid.）．このようにピュシスの次元でのケア（苦痛緩和による生体リズムの安定化）とパトスの次元でのケア（心配な気持ちに共感的に寄り添いながら意思決定プロセスの進行ペースを調整する）が同時に働くことで，医学的情報と生活上の情報の共有（ロゴスの共有）とそれを介しての意思形成が促進されています．大森さんも今回は沈黙せずに，「透析ってなんや大変なやつでしょ」（ibid.）と積極的に感情を表出することができていますし，透析に関する説明を踏まえたうえで「痛い思いをせずに家で過ごしたい」という意向の形成と表明がなされることになります（ibid.）．

このように見ていくと，意思決定支援を，**ピュシス・パトス・ロゴスの循環**において捉えることができます．苦痛を緩和し睡眠覚醒リズムを回復させること（ピュシス型ケア）で，気力や認知能力も回復するため，大森さんは自分の気持ち・好悪・意向をより積極的に表出できるようになる[16]．そして，医療・ケア従事者側が大森さんの気持ち・好悪・意向に共感的に寄り添うこと（パトス型ケア）で，認知能力回復と相まって医学的情報の共有と生活・人生に関わる情報の共有も促進される．さらに，このような仕方で感情共有と情報共有がきちんとなされることで本人も治療に関する不安に苛まれることが少なくなるので，睡眠覚醒リズム等の周期的リズムもいっそう安定化し，周囲の人々との社会的同期化（リズムの共有）が強化される．今まで見てきたように，この循環に貢献するものが時間感覚へのケアなのであり，患者の現在停留的な時間感覚に対する**パトス型ケア**（共感的同期化）と**ピュシス型ケア**（苦痛緩和による周期的時間性の回復）の両輪がうまく働くことで，意思決定支援プロセスが適切かつ豊かなものになるのです．

【謝辞】　原稿作成にあたって，会田薫子さんに，たくさんの貴重な助言と励ましをいただきました．心より感謝申し上げます．

【注】
1　以下，第2節と第3節の記述は早川[5]を部分的に修正・加筆しています．
2　臨床におけるリズムに関する先駆的かつ画期的論考に関して村上靖彦[4]．村上は「対人リズム」を中心に据えて豊かな議論を展開していますが，私は「生体リズム」と「対人リズム」の循環に重きを置いて考察することになります．
3　会田薫子分担班の研究参加者は，大賀由花（山陽学園大学看護学部），斎藤凡（東京大学医学部附属病院看護部），田中順也（堺市立総合医療センター）です．

【文献】
1）清水哲郎：臨床死生学の射程．医療・介護のための死生学入門．清水哲郎，会田薫子編，東京大学出版会，2017, pp. 31-74.
2）会田薫子：臨床倫理の基礎．臨床倫理の考え方と実践——医療・ケアチームのための事例検討法．清水哲郎，会田薫子，田代志門編，東京大学出版会，2022, pp. 2-12.
3）鶴若麻理，大桃美穂，角田ますみ：アドバンス・ケア・プランニングのプロセスと具体的支援——訪問看護師が療養者へ意向確認するタイミングの分析を通して．生命倫理 2016; Vol. 26, No.1, 日本生命倫理学会編：90-99.
4）村上靖彦：交わらないリズム——出会いとすれ違いの現象学．青土社，2021.
5）早川正祐：意思決定支援の倫理とカイロスの共有——本人の時間感覚に寄り添う．死生学・応用倫理研究 2022; 第27号，死生学・応用倫理センター編：23-49.
6）Frank, AW: The Wounded Storyteller: Body, Illness & Ethics. second edition, Chicago University Press, 2013, p. xv.
7）Biro D: Listening to Pain: Finding Words, Compassion, and Relief. W. W. Norton and Company, 2010.
8）Carel H: Illness: The Cry of the Fresh. Routledge, 2013.
9）マラン，クレール：私の外で——自己免疫疾患を生きる．鈴木智之訳，ゆみる出版，2015.
10）フランク，アーサー・W：傷ついた物語の語り手——身体・病い・倫理．鈴木智之訳，ゆみる

出版, 2002.

11） 早川正祐：意思決定支援の倫理とカイロスの共有——本人の時間感覚に寄り添う. 死生学・応用倫理研究 2022; 第 27 号, 死生学・応用倫理センター編：23-49.

12） フランク, アーサー・W：からだの知恵に聴く——人間尊重の医療を求めて, 井上哲彰訳, 日本教文社, 1996, pp. 43-45.

13） ibid., p. 55.

14） ibid., p. 52.

15） Fuchs T: Temporality and Psychopathology. Phenomenology and Cognitive Science 2013; 12: 81-82.

16） Fuchs T: Melancholia as a Desynchronization: Toward a Psychology of Interpersonal Time, Psychopathology 2001; 24: 179–186.

17） Fuchs T: Time, the Body, and the Other in Phenomenology and Psychopathology. In Time and Body: Phenomenological and Psychological Approaches, eds. Christian Tewes and Giovanni Stanghellini, pp. 12-40, Cambridge University Press, 2021.

18） 明石真：体内時計のふしぎ. 光文社新書, 2013.

19） 岡村均：時計遺伝子——からだの中の「時間」の正体. 講談社, 2022.

20） フォスター・ラッセル・G, レオン・クライツマン：体内時計のミステリー——最新科学が明かす睡眠・肥満・季節適応. 石田直理雄訳, 大修館書店, 2021.

21） Fuchs T: The Circularity of the Embodied Mind. Frontiers in Psychology 2020; 11: 1-13.

コラム2 「触れる」ケアとコミュニケーション

　本コラムでは，医療・ケアにおいて患者さんや施設利用者さんの身体に「触れる」実践について，社会学の立場から考察します．

　医療・ケアに携わっておられる方なら，日々，患者さんや利用者の皆さんの身体に触れていらっしゃるでしょう．ケアの様々な局面で，触れる機会は訪れます．たとえば，注射針を刺すとき，ベッドから車椅子への移動を介助するとき，血圧を測るとき，その各々において，どのようなタイミングで，どのような強さで患者さんらに触れるのかを私たちは調節しています．つまり触れることは，そのつどのコミュニケーションにおいて手段であり，さらにコミュニケーションを作っていく重要な行為なのです．

さまざまな触れること

　触れることは私たちのコミュニケーションにおいて物理的な接触以上の意味を持ちます．たとえばリハビリテーションの場面において，患者さんの身体に触れることは，ときには正しい振る舞いへとガイドするという意味を持ちますが，心が折れそうになっている患者さんへの励ましとしてもなされることがあり，あるいは，患者さんの痛みに共感を示すために触れることもあるでしょう．このように私たちは，どのような状況，タイミングで，いかなる強さで触れるかによって，他者とコミュニケーションを行なっているのです．

　触れることには多様性がありますが，共通点もあります．それは，触れることは一人では達成できないということです．触れることは必ず触れられる他者の存在を必要とするため，自身が触れられる者との関係性の中に巻き込まれるという特徴があります．この点について美学者の伊藤亜紗は，「私たちがいかに，接触面のほんのわずかな力加減，波打ち，リズム等のうちに，相手の自分に対する『態度』を読み取っているか」[1] を強調します．私たちが誰かに触れるとき，皮膚表面の温かさや固さだけではなく，相手が自身に向き合う仕方についての情報もまた伝達されてくるということです．つまり，触れることは，コミュニケーションの手段であると同時に，おたがいを依存的な関係性に置くことでもあるのです．

　触れることが関係性に巻き込まれることであるという点について，子どもを抱っこする例を用いてさらに考えてみたいと思います．泣いている子どもを抱きながら慰めるとき，私たちは子どもの注意を外界から逸らし，腕の中という，安心して泣くことができる環境に参加させていると言えます[2]．ここで発生しているコミュニケーションは，子どもの内面についての情報を得て対応することではなく，子どもと共にあるということに他なりません．このことは，哲学者のモーリス・メルロ-ポンティの概念に基づいて「共現前（comprésence）」[3] と呼ばれます．触れることには，自己と他者が関係する仕方そのもので

あるという特徴があるのです.

「触れる」ケアと手足の復権

　近年，私たちが身体的に他者を理解する仕方をめぐって，共感やケアの枠組みを捉え直そうとする試みに，学術的な注目が集まっています（たとえば，トーマス・フックスなど[4]）．ここで，身体や触れることを通したコミュニケーションが，私たちの「内面」についての考え方をどのように刷新しうるのか，社会学者のノルベルト・エリアスの議論を紹介します.

　現代社会において，個人が内面をもち，他者からはそれが見えないという人間モデルは当たり前であるように思われます．しかしエリアスは，「内面を持った主体」という考え方は近代化とともに形成されたものにすぎないと主張します[5]．他者の前で感情を露わにしてはいけない，という「マナー」が浸透するにつれて，人の心は見えないという人間観が成立したというわけです．この点についてエリアスは次のように述べています．「元来，人間の手足で行われていた活動は（……）ますます視覚に集中する．（……）人間は，手足を動かすことなく，思考し，観察する．（……）それは，（……）外部から世界を覗き込むか，内部から世界を眺めるかであり，依然として世界から離れたままである．こうした隔離の感情（……）が，『内部世界』と『外部世界』を，個人と個人を，『自己』と『世界』を隔てる目に見えない壁の感情を生み出していると言えるだろう」[6]．エリアスは，「見る」ことが主流の時代には，隔離された内面を知ろうとする形で人間関係が築かれるけれども，身体を動かして知覚することが主流であった時代には，他者の感情へと自然に開かれた関係性を築くことができていたのではないかという問題を提起しています.

　本コラムは，触れるコミュニケーションを常に称揚するものではありません．なぜなら，触れることは他者を自身との関係に巻き込み，自身もまた他者との関係に巻き込まれるものであるため，暴力性の契機をも常に孕むものだからです．ここで述べたいことは，いずれかのコミュニケーションのスタイルを良しとすることではなく，スタイルの周りで，他者と関係する仕方が変化することへの注目です．患者さんを理解しようとするときに，声をかけるのか，見て観察するのか，触れるのか，それぞれの仕方が異なる意味を持ち，とりわけ，どのような主体として自身と患者さんとを関係させるのかが左右されるということを述べてきました．ご自身の周りでいかなるケアの文化が醸成されているのか，身体の使い方をめぐって，とりわけ「触れること」をきっかけに考えてみていただければ幸いです.

【文献】
1)　伊藤亜紗：手の倫理．講談社，2020.
2)　Cekaite, A, Holm, MK: The Comforting Touch: Tactile Intimacy and Talk in Managing Children's Distress. Research in Language and Social Interaction 2017; 50(2): 109-127.
3)　Merleau-Ponty, M: Signes. Paris: Gallimard, 1960（竹内芳郎・佐々木宗雄・木田元・二宮敬・滝

浦静雄・朝比奈誼・海老坂武訳，シーニュ 2. みすず書房，1970）.

4) Fuchs, T: Intercorporeality and Interaffectivity. Meyer, C, Streeck, J, Jordan, JS, eds, Intercorporeality: Emerging Socialities in Interaction. New York: Oxford University Press, 2017, pp. 3-23.

5) Elias, N: Über die Einsamkeit der Sterbenden. Frankfurt am Main: Suhrkamp, 1982（中居実訳，死にゆく者の孤独. 法政大学出版局，1990）.

6) Elias, N: Die Gesellschaft der Individuen. Liepman AG, 1991（宇京早苗訳，諸個人の社会——文明化と関係構造. 法政大学出版局，2000）.

（坂井愛理）

9 章

ケアの現象学の視点から

とくにハイデガーに着目して

田村未希

　ACP のプロセスは,「ケアの現象学」という視点に立った場合に, どのような営みとして現れてくるでしょうか. この章では, まず現象学がどのようなアプローチであるのかを概観した上で, その観点から ACP の実践の現象学的意味を検討します. そのうえで, ケアの現象学の重要な理論的基盤の一つである, 20 世紀のドイツの哲学者, マルティン・ハイデガー (1889-1976) の観点からさらに考察を加えてみたいと思います.

1——ACP とケアの現象学

　日本老年医学会「ACP 推進に関する提言」によれば, ACP の目標は「本人の意向に沿った, 本人らしい人生の最終段階における医療・ケアを実現し, 本人が最後まで尊厳を持って人生をまっとうすることができるように支援すること」です[1]. ACP の実施に際しては本人の意思を尊重した医療・ケアの実現という目標をめざして, 本人, 家族, 医療・ケア従事者が継続的に話し合い, そのなかで本人の価値観や意向を問いたずねていくことになります.

　本人の価値観や意向を知るためには継続的な対話が欠かせません. しかし, 日本の文化の中では, 年齢にかかわらず, 周囲や関係者への配慮から, 明確な自己表現を躊躇してしまうことが多くあります[2]. 言いたいことはあるけれど表現することが難しいというだけでなく, そもそも自分が本当にどうしたいのか, 自分の中ではっきりとしたビジョンを持っている人ばかりではないはずです. そのため, 周囲の関係者, 医療・ケア従事者との対話の中で, 自分が受けたい医療・ケアに関する自分の思いに少しずつ形を与えていく, あるいは自分で自分の思いに気がついていく, そんな対話プロセスを行なっていくうえで,「ケアの現象学」の知見が役立つのではないかと思っています.

2——ケアの現象学とは

　ケアの現象学は,「現象学」と呼ばれる哲学に基づいて, 医療・ケアの中での様々な事象にアプローチすることを目指す学問です.「現象学」は 1970 年代以降, 看護を中心とした質的研究にもその方法論を取り入れられて, 現在, 医療の分野で注目を浴びている

哲学です[3].「現象学」を一言で説明するのは難しいですが,あえて一言で述べるならば,私たちの経験の成り立ちを「意味」という観点から分析しようとするアプローチです.

　私たちは日常的にも,もちろん病院の中でも,色々な物事を色々な意味で受け止めています.たとえば,病状告知の場面を考えてみましょう.そこでは患者さんは単純に客観的情報を受け取っているのではありません.その告知は,患者さんの人生の文脈の中での様々な意味や価値と一緒になって患者さんに現れます.さらに,それを聞くときには,つらい感情や(もしくは思ったより軽くてホッとしたという感情),不安で胸が詰まるような感覚や体のこわばりといった身体感覚,そういったものが渾然一体となって経験されています.現象学は,この「意味」や「価値」,さらには「身体感覚」が埋め込まれた全体としての経験に着目して,その成り立ちや構造に迫ろうとするアプローチです.ケアの現象学は,疾患をただ身体組織の失調としてではなく,患者さんにとっての「意味」や「感じ方」の次元も含めてトータルに扱います.

3—「安らぎ（well-being)」としての健康

　さて,前節で述べたように,ケアの現象学では,身体の不調としての「疾患」と,それによって引き起こされるつらさや恐れ,将来の不安,無力感といった意味経験としての「病い」を区別します.現象学をベースとした看護理論を展開しているパトリシア・ベナーとジュディス・ルーベルは「疾患」と「病い」を以下のように定義しています.

　　看護師は,人が生き抜く体験としての健康と病気,成長と喪失に関わるのであるから,看護師にとって病気と疾患ははっきり区別される（Cassel, 1976; Kleinmann, EisenBerg, and Good 1978).疾患（disease）が細胞・組織・器官レヴェルでの失調の現れであるのに対し,病い（illness）は能力の喪失や機能不全をめぐる人間独自の体験である.看護師は公式の看護記録や個人的な看護ノートをとる中で,患者が自分の病気について語る言葉に注意深く耳を傾ける.患者が症状にどのように気づいているか,またその症状によって患者にどのような支障が生じているのかを理解するにつれて,看護師は症状に対する患者の受け止め方をつかんでおくことが適切な看護と医療ケアに不可欠であることを知る（第4章).この観点からすれば,症状は患者にとって必ず何らかの意味を帯びている.治療を行い,患者に安らぎを与えるために何よりも重要なのか,症状のそうした意味を,患者の置かれている状況と合わせて理解することである（Benner/Wrubel, 1989, p. xii, 『現象学的人間論と看護』ix 頁.訳出にあたっては邦訳を参照し,必要に応じて変更を加えた.引用内の文献は原文による).

　ケアの現象学の観点からすれば,実は「健康」というものも,「体に全く疾患のない状態」ではなく,疾患があったとしても,それにうまく対処し,その状況の中でできるだけ

自分らしくあれるように周囲から支援を受けて，安らいでいることであると再定義されます[4]．ケアの現象学の立場では，この「安らぎ（well-being）」としての健康こそが，患者一人一人に個別化された医療の目指すべきゴールだと考えます．この「健康」の定義は，WHO 憲章前文における定義，すなわち「健康とは肉体的，精神的及び社会的に完全に安らいだ（well-being）状態であり，単に疾病又は病気の存在しないことではない」という定義とも方向性を共有しています．

この意味での「健康」という目標を達成するためには，患者さんが自身の疾患をどのような意味で受け取っているのか，そしてそれを踏まえて今後どのようにありたいと思っているのかを医療者が理解することが欠かせません．つまり，患者さんがどのような「意味の世界」を生きているのかを理解しようとする観点を持つことが重要だと言い換えることができるでしょう．

ACP のプロセスにおいては，本人の価値観や意向を周囲の人との対話の中で共に問い尋ねながら，本人の意向に沿ったケア・プランニングを行なっていきます．このために，まず「現在の状況（病状もしくは老衰の過程）を患者さんがどのような意味で受け止めているか」に着目することは，これを踏まえてどのような未来を目指すべきかを探るために大切なステップです．日本老年医学会の ACP の提言の中では「一人ひとりが生きるプロセスは本人の人生の物語りのプロセスであり，人生の物語りの土台として生物学的な生命がある．本人の人生の物語りをより豊かにすること，少なくともより悪くしないことを目指して提供されるべきである」[1]と述べられています．ここで「人生の物語り」と言われている事柄は，現象学の観点から表現し直すならば，患者さんが日々体験している様々な出来事と共に受け取っている意味の総体，患者さんが生き抜いている「意味の世界」と言い換えることができるかもしれません．ケアの現象学は，患者さんにとっては，疾患はもちろんのこと，あらゆる医療・ケアが意味を伴って経験されていることを分析して示します．患者さんが経験している意味を理解するために必要な観点として，ベナーは次の5つのポイントを挙げます（5つの観点への整理は榊原に基づく）[5]．

① 患者さんが大事にしたいと思っていること，不安なこと，関心は何か？【関心】
② その背景になっている考え方・価値観はどのようなものか？【背景的意味】
③ 大事にしたいことを実現するための身体的能力はどういう状態か？【身体的能力】
④ 日常生活の場は大事にしたいことを実現できる状況になっているか？【生活世界】
⑤ どのように過去を引き受け，どのような未来を先取りしているか？【時間性】

単純に疾患を治療するということを目指すだけでなく，その医療的措置が，どれくらい「人生の物語り」（ここでいう「人生の物語り」は現象学的に表現するならば「意味の世界」と言えます）を豊かなものにするか，という観点から治療方針を検討するという方向性[6]は，ACP の理念とケアの現象学において通底していると言ってよいでしょう．

ACP の実践に際しても，ケアの現象学をベースにした患者さんの体験へのアプローチにおいても，大切なことは，患者さんが発する言葉を字義どおりに受け取るのではなく，その言葉の背景に迫ることにあると思われます[7]．患者さんの言葉の背景とは，患者さんがどのように自らの状況を理解し，それをどのように意味づけ，経験しているか，ということです．たとえば，患者さんが「もう透析をやめたい」と申し出たとした場合，まずそれは字義どおり「やめたい」と受け取られるべきではありません．そうではなく，「やめたい」とは，患者さんの何らかの思いの発露であると捉えるべきであり，「一体どのような背景が患者さんにそのように語らせているのか」に注目する必要があるということです[7]．さらにここで言う「背景」とは，患者さんが生き抜いている状況とそれへの意味づけの総体，患者さんの生きている「意味の世界」に行き当たります．

4──「本人を人として尊重すること」とケアの現象学

　ACP の定義には「本人を人として尊重する」という表現が盛り込まれています．

　　ACP は将来の医療・ケアについて，本人を人として尊重した意思決定の実現を支援するプロセスである[1]．

　しかし「本人を人として尊重する」とは，具体的にはどのような事柄だと言えるでしょうか．回り道かもしれませんが，一つひとつ具体的に考えてみたいと思います．
　臨床現場において「患者さんを尊重する」ということは，素朴に「患者さんの言ったとおりにする」ことであると解釈されてしまう場面があるかもしれません．しかし，当然ながら医療の専門知識を持たない一般市民の方々が考える治療方針が必ずしも最善であるかといえば，そうではないでしょう．前述のとおり，患者さんの思いを理解するということは，患者さんの語りを必ずしも字義どおりに受け取って済ませられるものでもありません．再び例を挙げるならば，ある患者さんが「つらいので早く楽になりたい」と言っていたとしても，それは現状の困難が「死を望むほどつらい」状況の原因であるのであって，その困難（身体的な痛みか，精神的な苦痛か）を解決しうるならば「死んでしまいたい」とは感じなくなる可能性が十分あります．また別のケースでは，高齢の患者さんから「この歳になってつらい治療には耐えられないから，何かあっても何もしないでほしい」と言われたときに，「何もしない」といっても「心肺蘇生は行なわないでほしい」という意味なのか，「人工呼吸器による延命医療は行なわないでほしい」ということなのか，「すべての医療行為を行なわないでほしい」ということなのか，「治療は不要だが緩和ケアは行なってほしい」ということなのか，その言葉によって何を伝えようとしているのかは直ちには決定することができません．そこで ACP を丁寧に行ない，その患者さんの思いを細かく問い尋ね，どのような方針を希望しているのか，患者さんの思いに形を与えていくことが必

要です.

蛇足かもしれませんが,「患者さんのためを思って……」といって,必ずしも本人が希望していない過度な医療を施すことも,その患者さんを本当の意味で尊重していることにはならないでしょう.十分に患者さんを大切にしえたかどうかの基準は,まずもってケアされる相手の側にあります.そしてやはり,患者さん本人が持ちうる「大切にされた」という感覚を支えるのは,自分の思いが**理解された**,あるいは自分の思いを相手が**理解しようとしてくれた**,という経験ではないでしょうか.そうだとすれば,「誰かを大切にする」ないし「誰かを尊重する」ということの根幹には,「**その人を理解しようとする姿勢**」がなければならないということになりそうです.相手を人として尊重するケアを支えるのは「理解(しようとすること)」であり,それも揺れ動く患者さんの気持ちにキャッチアップするような**持続的な**「理解しようとする姿勢」だと言えそうです.

ベナーは「安らぎ(well-being)」としての健康を以下のように述べています.

　　健康という概念は,疾患と同様,客観的な生理学的・心理学的指標と結び付けられることが多いから,私たちはここでは安らぎ(well-being)という言葉を使うことにする.その方が人の生き抜く体験としての健康を表現するのに適している.それは病いという言葉が,人の生き抜く体験として捉えた限りでの疾患を言い表すのと同様である.**安らぎは人の持つ可能性と実際の実践と生き抜いている意味,この三つの間の適合として定義され,その人が他者や何らかの事柄を気遣うとともに,自ら人に気遣われていると感じることから生み出される**」(Benner/Wrubel, 1989, p.160.『現象学的人間論と看護』177頁.強調は原著者による.引用に際しては邦訳を参照し,必要に応じて変更を加えた).

ACP の実践すなわち,決して十分には理解できないかもしれないけれども,それでも相手を理解しようとし続ける姿勢自体が,実はすでにケアの現象学の観点では,「病い」に対するケアの実践そのものになっていると言うことができます.というのも,この姿勢こそが患者側に「相手から大切にされている」という感覚を生じさせて,そして,「安らぎ(well-being)」を与えるものだからです.

5──理解しようとする姿勢のあり方が,相手の自己開示をより豊かにする

ここまで,ACP のプロセスは,ケアの現象学の観点から見ると,ACP の結果出来上がるであろう個別化されたケアプランを実行する以前に,ケア・プランニングのプロセスそのものが,患者さんが「相手から大切にされている」という思いを支えるものであり,「病い」に対するケアそのものになっているということ,そして「安らぎ」としての健康そのものに寄与しうる営みであることが見えてきました.この節では,もう一歩踏み込んで,「理解しようとすること」はそもそもどのような姿勢なのか,考えてみたいと思いま

す．ケアの現象学がベースとしているドイツの哲学者マルティン・ハイデガーは「理解すること」という課題について透徹した分析を行なっているので，ここではそれを手掛かりにしたいと思います．

　私たちが普通「理解する」「知る」という言葉を使うときには，基本的に理解を行なう側が積極的に質問を投げかけたり，仮説を立てて検証したり，または観察によって相手から情報を引き出すというモデルが想定されるのではないかと思います．ところが，ハイデガーによれば，そのような「理解の仕方」は中立的でも何でもなくて，ときに相手を萎縮させ，変質させてしまうデメリットを含んだものだということです．ハイデガーによれば，私たち主体が何か相手に質問をしたり，何らかの働きかけを行なったりする以前に，相手は自らを何らかの形で開示している，というのです．臨床現場の中で考えてみると，その相手というのは「患者さん」に他なりません．患者さんはこちらから尋問したりせずとも，私たちが意識を向ける以前に，何らかの仕方で自分を示しているのであって，むしろ，こちらの問いかけによって患者さんの姿を限定してしまうということの方が容易に起こります(注1)．このような観点からすると，患者さんが私たちに対してどのように自己開示してくださるかは，ケアの関係に立つ相手がどのような姿勢でいるかによって全く異なるということはいうまでもありません．

　ここで注意しなければいけないことは，とくに意識せずに患者さんに出会っているときの患者さんが「あるがままの患者さんそのもの」であるとか「自然な姿」であるわけでもない，ということでしょう．私たちは，誰かに相対するとき，意識せずとも，社会的通念や常識の力を借りて相手を理解しようとする傾向を持っています．患者さんを理解しようというときにも，まずは「高齢者」「父・母（家族内での役割）」「会社員」「学生」といった，社会の中での位置づけ・意味づけや役割をもとに理解を形成します．それ自体間違いではありませんが，このときには患者さん本人の個性を捉えるというよりは，「一般的に高齢者は……」という一般論の組み合わせに終始してしまう危険性もあります．そればかりでなく逆に患者さんの側も，最初から医療・ケアスタッフに心を開いて自分をさらけ出していることの方が稀で，最初は「会社役員の自分」「教師の自分」「気丈な親の自分」を演じているのが，おそらく普通の姿なのではないでしょうか．

　確かに，患者さんはこちらが何も手を加えなくても，すでに自らを示しています．ただしそれは，今述べたように，多くの社会的役割，年齢・性別による偏見，家族内の役割のよる偏見といった無数の偏見・先入観によって覆われた仕方で私たちの前に現れています．患者さん自身も，何らかの自分を演じるという形で偽装しながら自らを開示しています．そうだとすれば，どうすれば単に一般論の組み合わせではなくて，その人自身に即して相手を理解することができるのでしょうか．

　まず必要なことは，「高齢者はこういうもの」「男性／女性は……」「子供は……」といった，こちらがあらかじめ持ってしまっている先入観に気づいて，それを一つひとつ解体していくことだと言えるでしょう．理解しようとする私たちの方が何も変わらないまま，

その視野の中で現れる情報をいくらかき集めても，相手の理解が深まることはありません．

このとき鍵になるのが「違和感」です．患者さんとの関わりのなかで，きっと「違和感」を感じることがあると思います．「あれ？　前はこう言っていたのに」「本当は嫌なのかな」「なんでいきなり理不尽なこと言ってきたんだろう」といった経験を持っている方も多いのではないでしょうか．このときに，何か理由をつけてすぐに納得してしまわないことが大切だと私は考えています．そうした違和感こそが，私たちの先入観を越えて現れてきている，相手その人に由来する要素だからです．わずかな違いを感じ取るアンテナの精度は，本章第3節で述べた「相手を理解しようとする姿勢」を維持していくなかで高まっていき，見えるものが緻密になり，繊細な信号もキャッチできるようになっていくものだと思います．医療・ケア従事者の方々の中には，すでにそのような経験を持っている方も多いのではないでしょうか．

しかし，違和感をキャッチする経験は，もしかすると医療・ケアスタッフにとってはときに「つらい」「しんどい」経験かもしれません．「理不尽だ」とか「全然話が通じない」とか，こちらからするとネガティブな経験，困った経験として体験されるのではないかと思います．ただ，一つ言えることは，そうした経験は，**自分で計画して引き起こしたものではない**，ということです．また，仮に「気のせいかな」と思ったとしても，「そのとき私にはそう見えた」という事実は，これも**自分で勝手に変えることができるものではありません**．この意味で，違和感の経験は自分自身の考えを越えています．こうした経験をされた方は，多かれ少なかれ，患者さんを理解しようと務めて，アンテナを張っていた．その結果，そうした違和感をキャッチできた．ご自身にとってはつらい経験だったとしても，それは決して無意味ではなく，相手を人として理解しようとするケアの姿勢を持つことができていた証だと言えます[注2]．

違和感をキャッチするアンテナを張りながら，相手を理解しようとする姿勢を維持していくことの過程の中では，こうしたしんどい経験もあるかもしれませんが，この経験には重要な意味があります．違和感を打ち消さずにそのまま違和感として心の中にモヤモヤと留めていると，あるとき急に「そういうことだったのか」と，相手をそれまでとは違う水準で理解する経験が生じることがあると思います．このときの「わかった」という経験と，それ以前の「わかった（つもりだった）」の経験には，一見わずかに見えるかもしれませんが決定的な違いがあります．違和感を持ちこたえた先には，一般論の組み合わせでもなければ，あらかじめ自分で構想した人物像でもない患者さん本人が現れ始めているからです．そうしたときにようやく初めて患者さんその人に出会い始めている，と言えるのかもしれません．人としての患者さんその人というものは，私たちの理解とは独立にどこかに「正解」のように存在しているものではなくて，ケアの関係に立つ相手との間で成立します．ケアの関係に立つ医療・ケアスタッフと患者さんとの間で，患者さん本人すら知らない，あるいはこれまで存在しなかったその人の一面が新しく開示されていくのです．

私たちの側が限りなく違和感を違和感として保持することで，相手の本来の姿に出会う

ような理解のあり方を構造的に示したことが，ハイデガーの現象学の一つの重要な知見だと筆者は考えています．ハイデガーの分析は，「自分自身が変わるなかで相手も自らの示し方を変えていく」という相関関係を示していると同時に，「しんどさ」，重荷を伴う経験にも他者を理解するうえで決定的に重要な意味があることを教えてくれます．ACPのプロセスにおいては，なんとなくの違和感を簡単に解消しないで**待つこと**が，一層豊かなケアの関係へと私たちと患者さん本人を導いてくれる鍵になるのかもしれません．

【注】

1　当事者へのインタビュー調査ではそうしたことが容易に起こるため，慎重にならなければならないということは周知のことと思います．

2　だから苦労した方がいいということではありません．繰り返しになりますが，そもそもこうした経験は自分で意図的に引き起こせるものではないからです．また，患者さんからの暴力・暴言など，医療安全に関わる事柄は，それはそれとして対処しなくてはならない場合があると思います．

【文献】

1）　日本老年医学会：ACP 推進に関する提言．2019: 2（https://www.jpn-geriat-soc.or.jp/press_seminar/pdf/ACP_proposal.pdf）．

2）　日本老年医学会：ACP 推進に関する提言．2019: 5（https://www.jpn-geriat-soc.or.jp/press_seminar/pdf/ACP_proposal.pdf）．

3）　榊原哲也，西村ユミ：医療はどのように経験されているのか――医療とケアの現象学の構築を目指して．医療とケアの現象学――当事者の経験に迫る質的研究アプローチ．榊原哲也・西村ユミ編，ナカニシヤ出版，2023，p. i.

4）　Benner P, Wrubel J: The Primacy of Caring: Stress and Coping in Health and Illness. Addison-Wesley Publishing Company, 1989, pp. 8, 160. ベナー，パトリシア，ジュディス・ルーベル：現象学的人間論と看護．難波卓志訳，医学書院，1999, pp. ix, 177.

5）　榊原哲也：医療現象学――個別化医療に必要な視点．絶対成功する腎不全・PD 診療 TRC（Total Renal Care）治療を通じて人生を形作る医療とは．石橋由孝・上條由佳・藤本志乃編，中外医学社，2016, pp. 172–180; AMED 長寿・障害総合研究事業 長寿科学研究開発事業 研究開発課題名：高齢腎不全患者に対する腎代替療法の開始／見合わせの意思決定プロセスと最適な緩和医療・ケアの構築．大賀由花，会田薫子，齋藤凡，田中順也：高齢腎不全患者に対応する医療・ケア従事者のための意思決定支援ツール．第 1 章，p. 11; Benner P, Wrubel J: The Primacy of Caring: Stress and Coping in Health and Illness, Addison-Wesley Publishing Company, 1989 , pp. 41–50, 63–67. ベナー，パトリシア，ジュディス・ルーベル：現象学的人間論と看護．難波卓志訳，医学書院，1999, pp. 46–57, 71–75.

6）　会田薫子：長寿時代の医療・ケア――エンドオブライフの論理と倫理．ちくま新書，東京，2019, p. 150.

7）　会田薫子：長寿時代の医療・ケア――エンドオブライフの論理と倫理．ちくま新書，東京，2019, p. 132f.

直感ではなく直観──患者の異変に気づく看護師の直観の例から

　病いを抱えている人をケアする際に直観というはたらきが重要な役割を果たしているということは，さまざまな形で論じられています．例えば，看護師が検査などを媒介とせずに即座に患者の異変に気づくことがあり，それは看護師の直観と呼ばれています[1]．

　ところで，理性と対置され，直接的にそして即座に物事を捉えることを表す言葉としては，「直観」だけでなく「直感」という言葉があります．しかし，ケアの現場ではたらいているのは，「直感」よりも「直観」と呼ぶべきものです．

　日本語の「直観」という言葉は，理性による分析や推論を介することなく直接的にかつ瞬間的に物事を捉えることを意味しているという点で，「直感」と共通しています．しかし，直観という語は，直接的かつ瞬間的に得られるものでありながら，単なる主観的な印象ではなく，物事の本質を捉えることを意味しています[2][3]．日本語で「直観」と訳される英語の「intuition」やそれに対応する他の欧語も，西洋哲学の歴史上，理性あるいは悟性による思考を介することなく，物事を直接的にかつ即座に捉えることを表しています．ドイツ観念論における知的直観[4]やフランスの哲学者ベルクソンのいう直観[5]のように，直観こそが認識対象そのものを捉えていると考えることもあります．

　医療従事者や家族などケアを担う人がケアの現場ではたらかせている直観が注目を集めるのは，量的なデータを媒介としないだけではなく，それにもかかわらず患者の実際の心身の状態や患者にとっていっそう本質的なことを捉えているからです．患者の異変に即座に気づく看護師の直観は，その後に起きる事態を正確に予測していたり，その直観をきっかけとして検査がおこなわれ，その正しさが確かめられたりしています．

一人ひとり固有な存在者としての患者についての直観

　しかし，以上で述べたのは，患者の身体的状態や身体的な苦痛など，複数の患者のあいだで共通し得るいわば一般的なものについての直観です．それだけでなく，一人ひとり固有な存在者としての患者についての直観というのもあります．

　この直観は，患者にとっての病いの意味や患者の価値観を理解し，一人ひとりの患者の「物語られるいのち」を尊重することに結びついています[6]．ただし，患者の人生の物語りを理解していくことは，患者の傍らにいて，時間をかけて，患者の声を傾聴し，対話を繰り返すことを要します[7]．直観は時間をかけた傾聴や対話とは区別されます．それでも，患者がみな最初から，自らの人生や価値観について，自分をケアしている者に事細かに語ってくれるわけではなく，それゆえに直観は，ケアを担う者が患者を理解するために重要です．鷲田清一は「語るということは（……）みずからを無防備にする行為」であり，

「じぶんがどんなことを言おうとも，そのままそれを受け入れてもらえるという確信，さらには語りだしたことで発生してしまうかもしれないさまざまの問題にも最後までつきあってもらえるという確信がなければ，ひとはじぶんのもつれた想いについて語りださない」[8]と述べています．傍らにいることを患者に許され，語りの聞き手として認められなければ，傾聴や対話へと向かうことができません．それゆえ，いまだ語り手として患者に認められていないときに手がかりとなるのは直観なのです．

　とはいえ，一人ひとり固有な存在者としての患者についての直観は，患者の身体的異変についての看護師の直観とは異なって，検査などによって後から確かめられないので，本当に患者についての本質的理解となっているのか疑問に思われるかもしれません．ケアを担う者が主観的に感じているものでしかないのだとしたら，「直観」と呼ぶのには相応しくなく，むしろ「勘」に近い意味での「直感」になってしまいます．しかし，ここでの直観は，量的なデータを媒介としないだけでなく，ケアを担う者の先入観や価値観を媒介としないということも含意しています．ケアを担う者は，自らの先入観や価値観といった枠組に収まりきらないものに，患者と関わるなかで出会うことがあります．例えば，医療従事者が医学的見地から妥当だと考える処置に対して患者が同意しないときに，医療従事者はそれを患者の医学的知識や合理性の欠如のせいにして，患者の意思を無視するわけにはいきません．患者にも，それぞれ固有な人生の物語りがあります．患者の内にある，ケアを担う者の枠組に収まりきらないこのような何かを，はっきりと分からないとしても，傾聴や対話に先立ってまず直観しようと試みねばなりません．患者がケアを担う者とは異なる一人ひとり固有な存在者であるのは当然です．それゆえ，この直観は，ケアを担う者の枠組みに当てはめて患者を理解しようとするよりも，当の患者の本質的な理解に近いことになります．したがって，「直感」ではなく「直観」と呼ぶに値するものです．そして，こうした直観からこそ，自分の枠組を介して患者について解釈して分かった気になるのではなく，患者の傍らで根気よく患者の声を傾聴することへと向かうことができるはずです．

　さらに，一人ひとりの患者についてのこのような直観は，ケアを担う者と患者との関わり合いのなかで発展していく可能性もあります．一人ひとりの患者についての直観は，傾聴や対話に先立って，ケアを担う者が自らの先入観や価値観を介さずにその患者を理解しようと試みるものだけではありません．私たちは，長年関わってきた家族や親しい友人について，その人がある特定の状況に対してどのように感じ考えるのかをなんとなく分かることがあります．これと同じように，ある特定の患者の話を傾聴したり対話を重ねたりすることで，その患者が各々の状況に対してどのように感じ考えるのかを一定程度分かるようになることがあると思われます．これは，患者の異変に気づく看護師の直観と同じように，経験によって培われる直観です．ある特定の患者と関わる経験を重ねることによって，その患者の精神的な状態や変化をも，対話などを介することなく即座に直接的に捉えることができるようになる可能性もあるのです．

【文献】

1) 西村ユミ：語りかける身体——看護ケアの現象学. 講談社, 2018, pp. 72-73.
2) 「直観」および「直感」. 岩波国語辞典 第8版. 西尾実, 岩淵悦太郎, 水谷静夫ほか編, 岩波書店, 2019.
3) 北原保雄：「直観」および「直感」. 日本国語辞典 第2版. 久保田淳, 谷脇理史, 徳川宗賢ほか編, 小学館, 2007.
4) 加藤尚武編：哲学の歴史7 理性の劇場 18〜19世紀 カントとドイツ観念論. 中央公論新社, 2007.
5) ベルクソン, アンリ：物質と記憶. 杉山直樹訳, 講談社学術文庫, 2019, pp. 264-267.
6) 清水哲郎：2 生物学的死生と物語られる死生. ケア従事者のための死生学. 清水哲郎, 島薗進編, ヌーヴェルヒロカワ, 2010, pp. 23-24.
7) 石垣靖子：Part1 看護における倫理を考える. 臨床倫理ベーシックレッスン——身近な事例から倫理的問題を学ぶ. 石垣靖子, 清水哲郎編, 日本看護協会出版会, 2012, pp. 24-25.
8) 河合隼雄, 鷲田清一：臨床とことば——心理学と哲学のあわいに探る臨床の知. TBSブリタニカ, 2003, pp. 210-211.

※本コラムは，東京大学上廣死生学・応用倫理講座が主催する2023年度前期第2回臨床死生学・倫理学研究会（5月10日開催）での石垣靖子先生のご講演をきっかけに書かれました.

（野瀬彰子）

II

実　践　編

1──認知症を有する高齢者の場合

食べられなくなった認知症高齢者の意思と長女の意思が異なり困った事例

事例

　花子さん（仮名）：89歳女性，特別養護老人ホーム（以下，「特養」）に入所中．夫とは死別，長男家族（60歳代夫婦，子どもは独立）と長女家族（60歳代夫婦）が自宅近隣に住んでいる．本人は長男，長女と交流しているが，長男と長女は折り合いが悪く，交流はない．

X−9年　夫と死別後まもなく物忘れがひどくなったので受診したところ，アルツハイマー型認知症と診断された（FAST 3〜4）．**(A)**　長男と長女がそれぞれ週2〜3回の割合で様子を見にいき，介護サービスを利用しながら一人暮らしをしていた．

X−7年　花子さんが自分で身の回りのことに対応することが難しくなり，また，近所とのトラブルがあったため，**(B)**　長女が特養入所を決定した．**(C)**　この特養入所に関して，長女は長男に相談しなかったため，より一層，長男と長女の関係性が悪くなった．

X年Y−2月　食事摂取量が低下し始め，**(D)**　特養で食事形態を変更したり，好きなものを提供したりと工夫をした．

X年Y−1月　食事摂取量は増えず，ADL（日常生活動作）も低下してきたため，精査目的にて入院となった．**(E)**　入院後の検査では，何らかの病変は確認できなかった．現在のアルツハイマー型認知症のステージはFAST 5〜6程度．医療者は食事形態の調整や栄養補助食品の追加をした．

X年Y月（今月）　食事摂取量にムラはあったが，必要カロリーの5割程度を摂取できるようになった．しかし，それ以上の食事摂取量は見込めなかった．**(F)**　医療者は花子さんに現在の思いを聴こうとした．

　医療者「食べられないのは何故？」

　→花子さん「年だからね」

　医療者「もっと食べられなくなったら，どうしたい？」「点滴をしたり，胃に管を入れて，そこから栄養を補給したり，できますよ．また，何もしないという方法もありますよ」

　→花子さん「お茶を飲むから大丈夫」**(G)**

　どの時間帯，医療者の誰が投げかけても花子さんの答えは同じであった**(H)**．

　医療者が家族に花子さんの現在の考えを伝えたところ，家族は次のように発言した．

　長男「父が亡くなったとき，母は『食べられなくなったら，何もしてほしくない』

と言っていたので，今食べている量で過ごしてもらいたい」(I)

　長女「母は認知症で何もわからないから，今後のことは私が決めます」「胃ろうでも点滴でも何でもしてほしい」「延命医療をしてもらいたい」(J)

【解説】

　ACP を行っていないと，この事例のような展開になってしまうことが少なくありません．この事例では，本人・家族等とどの場面でどのような対話をし，本人・家族側に情報提供したり支援したりすれば，異なる展開があり得たでしょうか．本人を人として尊重した意思決定支援を最期まで行うために，医療・ケアチームはどのように本人・家族等に声をかけ，対話を進め，多職種で連携していけばよかったでしょうか？

1. この事例の中で，本人の意向や好悪，本人の価値観・人生観・死生観が表現されているところはどこでしょうか？

　厚生労働省「認知症の人の日常生活・社会生活における意思決定支援ガイドライン」[1] では，認知症の症状にかかわらず，本人には意思があり，意思決定能力を有することを前提として対応することと，本人のその時々の意思決定能力に応じて支援することの重要性が述べられています．また，同ガイドラインは，認知症を有する人の特性を踏まえた意思決定支援の原則として，「本人の表明した意思・選好あるいはその確認が難しい場合には推定意思・選好を確認し，それを尊重することから意思決定支援が始まる」としています．

　この事例では，(G) での対話は現在の花子さんの意向を反映しているといえますが，認知症の FAST 5〜6 なので実行機能障害などが進行しており，より高度な判断は難しくなっている状態と考えられます．しかし，認知症や障がい等のために意思決定能力が低下しているとみられる場合も，本人から表出された意向は尊重されるべきです．(G) での対話について，(H) で問いかけの時間や医療者が異なっても同じ反応が示されたということは，少なくとももともとの意向と全く異なることを話している可能性は低いと考えられます．そのため，(I) はこれを裏づける発言といえるとも考えられます．つまり，長男の「父が亡くなったとき，母は『食べられなくなったら，何もしてほしくない』と言っていた」という話と併せると，花子さんはもともと積極的な延命医療を望んでいたわけではなさそう，ということが推察できます．

　しかしながら，その言葉の背景にある，本人の価値観・人生観・死生観は必ずしも明確ではなく，現場がこの一言を意思決定の根拠にするわけにはいかないかもしれません．判断のための対策として，たとえば (G) の対話のときに，経管栄養法や中心静脈栄養法などについて，イラストなどを利用し，認知症の方にもわかりやすく説明されている意思決定支援ツール等[2] を用いていれば，本人の意向がもう少し明確に把握できたかもしれません．

　そして，(H) については早い段階から ACP が行われていれば，花子さんの価値観が把

握できた可能性があります．たとえば，夫の介護経験があり，夫が延命医療を受けていた場合，「ご主人をどのような思いで介護されていましたか？」「ご自分だったらどのような医療やケアを望みますか？」などの質問で，延命医療への思いや死生観を確認できることがあります．

この事例のように，前もって ACP が行われておらず，本人の価値観の推測が難しい場合は，臨床現場としては，生存期間の延長を目指す医療行為を要望している長女の意向に対抗するのは難しい状況といえます．

2. 医療・ケア従事者が声をかけるタイミングについて，どのように判断すればよいでしょうか？　また，どのような言葉をかければよいでしょうか？

葛谷雅文らは世界の ACP に関するガイドラインや文献レビューで得られたエビデンスをもとに，認知症を有する人のための ACP に関しての推奨事項をまとめています[3]．このなかで ACP の開始時期は以下のように提示されています．

1) できるだけ早期に ACP を開始し，認知症の人の日常ケアに ACP を組み入れる．
   具体的な時期の例：
   (1) 認知症と診断されたとき
   (2) 一般的なケアプランについて話し合うとき
   (3) 介護サービスの導入時，施設利用開始時
   (4) 健康状態・居住地・経済状況に変化が生じたとき
2) ACP を始めるきっかけや機会を見逃さないようにし，ACP について話す機会があればそれを活用する．
3) 認知症を有する人や身近な人が ACP を自ら行わない場合は，医療・ケア従事者が ACP を進めるべきである．
4) ACP の対話を始める際には，個別性を考え，その人固有の状況を考慮する．

花子さんのように FAST 5〜6 に進行した状態になりますと，ACP の対話を開始することは困難を極めます．その結果，本人ではなく，家族の意向（代弁者としてではなく）に沿って意思決定する事態となってしまいます．

花子さんの場合はアルツハイマー型認知症と診断された（A）の時点，すなわち X−9 年に認知症関係の医療・ケア従事者が ACP の対話を始める必要があります．また，この頃に介護保険を使った介護サービスを利用していますので，担当のケアマネジャーや訪問介護員など介護専門職も ACP の対話を開始することが望ましいです．この時期の話し合いでは，その後の療養先をどう考えているのか，自宅療養で大切にしていることや気がかりは何か，これからの人生・生活の目標など，本人の療養場所の選好や価値観，目標を探索することが重要です．療養場所については，夫と過ごした家を離れて施設などに入所す

ることに抵抗はないか，子どもや孫と一緒に暮らす希望はないか等，それが実現可能かどうかの評価をする前に本人の意向を確認することが大切です．この時期は，延命医療についての話を始めるのはまだ現実的ではありません．

「認知症を有する人のためのエンドオブライフ・ケア——最期まで意思の形成・表出・実現を支えるための支援ガイド（仮）」では，本人・家族にどのような言葉をかければ良いかについて，「きっかけとなる具体的な対話方法」を例示しています．たとえば，療養の場については，「治療が終わったら退院できます．退院したら，どこで暮らしたい（過ごしたい）ですか？」「誰とどのように暮らしたいですか？」などと尋ねます．直接的に「家にいたいですか？」という誘導的な質問ではなく，家がキーワードとなる物語りを話してもらうことも一案です．それによって，医療・ケアチーム側は本人にとっての家の意味を理解することができるようになります．同ガイド（仮）では以下のような問いかけが例示されています．

- ・「夜に目が覚めたときや，何か心配な事があったとき，そばに誰かいてもらえるといいなと思いますか？」
- ・「誰と一緒にいるときに，気持ちが優しくなれますか？」
- ・「どんなときに心が穏やかでいられますか？」
- ・「わかってくれる人はそばにいますか？」
- ・「今後，どこでどんなふうに生活したいですか？」
- ・「ご近所とは，お付き合いできていますか？」

などです．

X−7年に花子さん自身では身の回りのことが難しくなり，また，近所とのトラブルがあったため（B），長女が特養入所を決定しています（C）．（B）は花子さんの人生の中での医療・ケアに関する分岐点といえます．この分岐点のときには，本人の意向をできるだけ反映することが重要ですが，（C）のように長女が，（おそらく独断で）特養入所を決定しています．事前にACPが行われていれば，介護専門職等が間に入り，本人の意向とのすりあわせができたかもしれませんが，ACPが行われていない状況では，本人の意向にそぐわなくても，「声の大きい」家族の意向で決まってしまうことを避けることは，なかなか難しいのが現実です．花子さんの場合はさらに，食事摂取量が低下し始め（D），さらにADLも低下（E），1日に必要な食事摂取量の限界（F）という医療・ケアの分岐点が次々に現れます．延命医療の方向性が話し合われることになるわけですが，（I）と（J）のように長男と長女の意向が対立し，今後の治療方針の決定が困難な状況となっています．この分岐点に至るまでに，本人と専門職とによる延命医療に関するACPが少しでも事前に行われていれば，家族の意見対立に取り組む大きな助けとなったはずです．

3. 家族等のなかに，医療・ケアチーム側からみて違和感を持つような言動をした人が見られました．こうした場合に，医療・ケアチームはどのように対応すべきだったでしょうか？

この事例では長女が「母は認知症で何もわからないから，今後のことは私が決めます」「胃ろうでも点滴でも何でもしてほしい」「延命医療をしてもらいたい」と発言しており，認知症の進行期をよく知る医療・ケアチーム側からみると，かなりの違和感があります．認知症の治療薬がさまざま開発されているとはいえ，現時点ではアルツハイマー型認知症発症後の治癒は難しく，進行性の病気であり，今後も高い確率で嚥下障害や ADL 低下など，さらに進行することが予想されるからです．「本人を人として尊重した意思決定支援を最期まで行う」ためには，本人の価値観を基に QOL を考えていくことが重要です．

長女の意向は，少しでも長く生きてほしいという「長女自身の意向」を述べたもので，長女の生命重視の価値観（sanctity of life: SOL）を反映した言葉と考えられます．前述のように「声の大きい」家族の意向に押し切られてしまう局面も多いわけですが，ではどうすればよかったのでしょうか．ACP が行われておらず，本人の代弁者が明確でないことが，解決を難しくしています．つまり，認知症の疾患軌道の中で，本人の価値観・人生観・死生観の把握に加え，代弁者についての意向を確認するという ACP の基本的活動を行っておく必要がありました．生命について押し迫った状況になる前のどこかの時点で代弁者についての話し合いが行われていれば，状況は違うものになった可能性が高いと考えられます．

この代弁者については，日本老年医学会「ACP 推進に関する提言」[5] で詳しく述べられています．諸外国では，「代理決定者」（proxy, surrogate）という言葉が使われていますが，これらの国では，法律上の医療処置に関する代理決定が認められています．しかしながら日本では，医療に関する代理決定は認められておらず，このため，「代弁者」が国内の実情に最も近い言葉として用いられています．

この提言のなかで，「代弁者は本人の意向によって選定されることが望ましく，代弁者となる人は自分が代弁者であることを承認していることが必要である．すでに本人が意思を表明できなくなっている場合は，本人と信頼関係があり，本人の価値観を理解したうえで本人の推定意思を伝えることができる人が関係者の合意の上で代弁者となることが，本人の意思をくむために重要である」とされています．この提言に基づけば，本事例では，長女は代弁者としてふさわしくないのではないかと推察されます．長男が代弁者候補でよいように感じられますが，本人の推定意思をどの程度，把握できているかが重要で，長男の（I）の言葉をもって，代弁者と認定するのは，少し拙速かもしれません．

本人への言葉かけとしては，たとえば「ご家族の中で一番話しやすいのはどなたですか？」「自分の思いを一番理解してくれているのはどなたですか？」など，できればもう少し疾患軌道の早い時期に確認できればよかったように思われます．理想は，本人，長男，長女，医療・ケアスタッフが一堂に会して「人生会議」を開催できればよかったと思いま

すが，仲の良くない家族同士に同席してもらうこと自体，難しいかもれません．むしろ，本人と医療・ケアスタッフが疾患軌道の過程で信頼関係を構築し，分岐点ごとに共同意思決定（shared decision-making: SDM）を積み重ねていくことが重要と考えられます．

4. まとめとして

　以上述べたように，認知症であっても，本人を人として尊重した意思決定支援を最期まで行うことが重要です．その一方，認知症は基本的に進行性疾患ですので，本人の価値観等を把握し考え方の変化もつかむためには，できるだけ疾患軌道の早い時期に ACP を開始することが必要といえます．さらに，認知症の進行期においては代弁者の役割は重要ですので，ACP 実践では，「誰に代弁者になってもらいたいと思うか」などを，時間をかけて話し合っていく必要があります．

【文献】
1) 厚生労働省：認知症の人の日常生活・社会生活における意思決定支援ガイドライン（https://www.mhlw.go.jp/file/06-Seisakujouhou-12300000-Roukenkyoku/0000212396.pdf）.
2) 清水哲郎，会田薫子：高齢者ケアと人工栄養を考える——本人・家族のための意思決定プロセスノート．医学と看護社，2013.
3) 葛谷雅文ほか：認知症の人への Advance Care Planning の現状とその役割——ナラティブレビュー．日本老年医学会雑誌 2023; 60（3）: 201-203.
4) 厚生労働科学研究班「療養場所の違いに応じた認知症者のエンドオブライフ・ケア充実に向けての調査研究——COVID-19 流行の影響も踏まえて（21GB1001）」（研究代表者：三浦久幸）：認知症を有する人のためのエンドオブライフ・ケア——最期まで意思の形成・表出・実現を支えるための支援ガイド（仮）. in press.
5) 日本老年医学会：ACP 推進に関する提言．2019（https://www.jpn-geriat-soc.or.jp/proposal/acp.html）.

（三浦久幸・高梨早苗）

2——自ら伝えることの難しい超高齢患者
尊厳が脅かされていると家族が感じた事例

事例

　潔さん（仮名）：96歳・元農家．身体は元来丈夫で，妻とともに80歳まで農業を営んできた．夫婦で助け合いながら暮らしている．

　長男家族（70歳代の長男夫婦と40歳代の孫娘）が近居で，何かと気にかけてくれている．長女夫婦（60歳代）は遠方に暮らしており，時々電話で様子を確認している．

X−16年1月　潔さんが80歳になったのを機に，長男夫婦と相談して農地は他の人に譲った．**(A)**　小さな畑を手元に残し，できた野菜を近所に分けて喜ばれていると，嬉しそうに話した．**(B)**

X−7年3月　急な病で妻を亡くす．長男は潔さんを一人にしておくのが心配で同居を提案するが，潔さんは「迷惑はかけたくない．できるだけこの家で過ごしたい」と話し，断った．**(C)**　長男夫婦が気にかけて様子を見に行くが，いつも身ぎれいにしており，家のことも畑のことも一人で整えていた．**(D)**

X−3年6月　畑で倒れ，脳梗塞の診断を受ける．**(E)**　主治医は一人で歩けるようになるのは難しく，記憶障害や見当識障害も認めると説明し，退院後の生活の場について長男に希望をたずねた．独居は難しいと考えた長男は，選択肢として提示された介護医療院への転院を希望した．長男から転院を聞かされた潔さんは，「そうか……こんな身体だから，仕方がない」とつぶやいた．**(F)**

X−1年11月　ベッドサイドで転倒して打撲．**(G)**　心配で面会にきた長男に，看護師は「何をたずねても首を振られて……．何かご希望は聞いていらっしゃいませんか？」とたずねた．長男は，「無口な父で．ずっと一緒に暮らしていないから，私にはよく分からない……」と答えた．**(H)**

X年Y−8月　1日のほとんどをベッド上で過ごす．面会で声をかけると微笑むが，会話は長く続かない．何とか自力で起きようとするが表情をゆがめ諦めた．**(I)**

X年Y月（今月）　生活全般に介護が必要な状態．長男家族と長女がともに面会．声をかけると分かっているようだが，言葉を発することはない．髭はのび，目やにで目もあけられず，寝衣の汚れも気になり看護師に声をかけた．**(J)**

　やってきた看護師に家族等は以下のように話した．

　長男「もっと親父の様子を気にかけてもらえませんか！」

　長男の妻「お義父さんがどう思っているのかと思うと……いたたまれない」

　長女「お父さん，これじゃあきっと辛いわ……」

解説

　ACP を行っていないと，この事例のような展開になってしまうことが少なくありません．この事例では，本人・家族等とどの場面でどのような対話をし，本人・家族側に情報提供したり支援したりすれば，異なる展開があり得たでしょうか．本人を人として尊重した意思決定支援を最期まで行うために，医療・ケアチームはどのように本人・家族等に声をかけ，対話を進め，多職種で連携していけばよかったでしょうか？

1. この事例のなかで，本人の意向や好悪，本人の価値観・人生観・死生観が表現されているところはどこでしょうか？

1) 超高齢者本人にたずねる

　潔さんは少しずつ自分の言葉で語ることが難しくなっています．しかし，周囲の人の反応や対応によって話すことをやめてしまっていることもあるかもしれません．まずは，潔さん本人に確認してみること，その姿勢は持っておきたいものです．

2) これまでの人生から知る

　自らの希望を伝えられない超高齢者であっても，これまでの人生の中に彼らの価値観・人生観・死生観が現れており，今の意思を支える際の手がかりになることは少なくありません．潔さんをよく知る家族等から，潔さんがこれまでによく語っていたこと，何が好きだったのか嫌いだったのか，何を誇りにしていたのか，これから何を大切に過ごしたいと話していたのかなどをたずねることは大切です．

　しかし，突然のそのような問いに家族等が戸惑われる場合には，人生の節目や岐路でどのようなことを話していたかを思い出してもらいます．すると，本人の価値観を反映した言葉やふるまい，またどのようなスタイルで物事を決めることが多いかを知ることも可能になります．潔さんの場合は，農地を手放したときや妻を失ったときがそれにあたります．

（A）　家業である農地を手放すことを決める際，農業を生業にしてきたのは潔さん夫婦であっても，息子夫婦に相談して決定しています．元気なころから息子夫婦をいかに頼っていたかという見方ができます．また，家族の財産である農地の処分について，潔さん夫婦が息子夫婦に配慮したとも考えることができます．このような物事を決めるスタイルの中にも，潔さんと息子夫婦との関係や潔さんの価値観を読み取ることができます．

（B）　潔さんは農地を手放してもなお小さな畑を手元に残しており，できた野菜を近所に分けて喜ばれていることを嬉しそうに話しています．潔さんにとって野菜づくりは，農地を手放してなお続けていくかけがえのないものであり，できた野菜には自信をもっていたのではないでしょうか．自慢の野菜で周囲の人たちに喜ばれることが潔さんにとっても大

きな喜びであり，幸せを感じるときではないかと推察できます．

（C）　夫婦で助け合って生活してきた超高齢者にとって，伴侶の死はダメージも大きく，喪失感から心身ともに変調を来たし，生活の場や生活スタイルを変更せざるを得ない状況になることもあります．潔さんの場合も，妻の逝去をきっかけに，長男から同居を提案されます．しかし潔さんは「迷惑はかけたくない．できるだけこの家で過ごしたい」と話し，断っています．これは妻のいないこれからの人生の中でも，潔さんが大切にしたいことを表しており，これからどこで，どのように過ごしたいのかについて，潔さんの価値観を反映している言葉と言えます．

　このように，潔さんの価値観や幸せを表す言葉や家族との関係性は，把握できた際は多職種で共有できるよう記録に記載し，今後の意思決定の際に役立てることができます．また，潔さんにとってかけがえのないものは，今の生活を豊かにする手がかりにもなり得ます．それらを知ることで，今のケアにどのようにつなげられるかを考えていくことも必要です．

　また，家族等が潔さんをどのように捉えていたかを知ることも，今の潔さんの意向を知る手がかりになります．

（D）　妻亡き後，同居を断った潔さんですが，いつも気にかけていた息子夫婦が様子を見に行くといつも身ぎれいにしており，家のことも畑のことも一人で整えていました．一人になっても，自分自身のことや身の回りのことをおろそかにすることなく過ごしていたことが分かり，ここからも潔さんの価値観を反映する生活ぶりを知ることができます．

　潔さん自身のこれまでの言葉やふるまいに加え，家族等から潔さんがどのような人だったかを知ることで，潔さんの価値観も知ることができます．このような情報からさらに具体的に，普段の様子（どのような整容だったのか，どのような習慣があったのか，何に気遣っていたのかなど）を知り，医療・ケア提供者と共有することで，最期のときまで潔さんの意向に沿ったケアの提供ができ，適切なACPにつながっていきます．

2.　どこで介入すればよかったでしょうか？

　本人と家族へ介入のタイミングに悩むことは少なくありません．潔さんの価値観を反映した言動や情報を早い段階でキャッチし，医療・ケアチームとも共有しておくことが，潔さんを中心とした共同意思決定に至るための支援として重要です．

　潔さんの場合，以下のタイミングで声をかけていくことが必要です．

1）　健康状態が変化したとき

　超高齢者の場合，元来丈夫な超高齢者であっても，恒常性の維持機能は脆弱です．健康

が脅かされやすく，病気の発症や不具合を機に種々の機能低下を容易に招いてしまいます．疾病発症時は重要な声かけの時期ですが，潔さんの場合，治療と急性期リハビリテーションを無事に乗り越え，退院先を検討する時期にきています．声をかけるタイミングはこのときになります．

（E）　ここでは，医師は潔さんについて，一人で歩けるようになるのは難しく，記憶障害や見当識障害も認めると説明しています．そして，長男に対して退院後の生活の場の希望をたずねています．高齢者の場合，病状説明や本人の今後の生活に関することであっても，本人抜きに話が進められることがあります．超高齢者や記憶障害や見当識障害を認める場合はなおさらです．しかしそれでは適切なACPを行うことはできません．超高齢や認知機能障害を理由に意思決定が遠ざけられることのないようしなくてはなりません．医療・ケア従事者は自らの先入観を排して，超高齢者であっても，たとえ認知機能障害が認められていたとしても，まずは本人に説明し，意思を確認することを忘れてはなりません．ただし，本人に確認することが基本とはいえ，それを超高齢者に迫るという意味ではありません．超高齢者が信頼する家族等を代弁者として意思決定を託すこともあります．わが国の文化として，そういう超高齢者の思いにも配慮して意思決定を支援することが求められます．

（F）　潔さんは，長男から介護医療院への転院の話を聞くと，「そうか……こんな身体だから，仕方がない」とつぶやくように話しています．潔さんはどのような思いで転院の話を聞き，答えたのでしょうか．少なくとも，これは本人と家族等と医療・ケアチームによる対話を通した決定とはいえないでしょう．ここでは，潔さんと長男夫婦，長女，そして孫も含めた家族と医療・ケアチームによる十分な対話によって，潔さんがどこの場であれば，潔さんらしく尊厳をもって暮らせるのかを検討することが必要です．

（G）　ここでは転倒が発生しています．老化が進行すると転倒もしばしば認めるようになり，骨折や転倒恐怖症など心身に影響を及ぼすことも多いため，医療・ケアチームにとっては何とか防ぎたいものです．しかし，単に動かないことを予防対策にすれば，容易に廃用が進む超高齢者にとって，それも大きなリスクとなります．動くリスクと動かないリスクのどちらにより配慮するのか超高齢者ごとに判断が必要です．まずは潔さんが，何を目的に動こうとし，何が原因で転倒に至ったのかを丁寧に分析します．そして，潔さんの意向と日ごろの生活の様子にも目を配り，より安全に動くことを可能にする環境調整やケアにつなげることが潔さんの価値観を反映した生活支援となります．

2）　家族が「よく分からない」と話したとき
　超高齢者にとって何が良いのか分からないと答える家族は案外多いものです．特に同居していない家族や同居していても会話がほとんどなかった家族は，何が良いのか，何が希望なのかを医療・ケア従事者に聞かれて戸惑うことがあります．そしてそのような反応に，

医療・ケア従事者も困ってしまうことがあります．潔さんの価値観については，前述した
ように潔さんの人生の中から，家族等に思い出してもらいながら手がかりを得ることは可
能です．しかし潔さんの価値観を知ることとは別に，「よく分からない……」と答える息
子をケア対象者と捉え対応することも必要です．

（H）　潔さんがベッドサイドで転倒した際，何をたずねても首を振る潔さんの反応に困っ
た看護師が，長男に潔さんの希望を何か聞いていないかとたずねます．長男は，「無口な
父で，ずっと一緒に暮らしていないから，私にはよく分からない……」と答えています．
ここで，「よく分からない」に注目して一緒に困惑するばかりでは，長男に無力感を残し
かねません．無口な人柄は潔さんらしさの一つとして捉えることは可能です．また長男に
とってどのようなお父さんだったのか，どのようにこれからを過ごしてほしいと考えてい
るかなど，長男の希望を確認することは家族支援になります．このような対話が家族等と
医療・ケア従事者双方の信頼関係の構築につながり，潔さんの ACP をすすめる上で必要
な対話も促進させるでしょう．

3．自ら伝えることが難しくなっても

　ACP の目標は，「本人の意向に沿った，本人らしい人生の最終段階における医療・ケア
を実現し，本人が最期まで尊厳をもって人生をまっとうすることができるよう支援するこ
と」[1] です．本人の意向はいつも言語化されているわけではなく，むしろ非言語によって
示されることも多くあります．自分でも思うように動けなくなったとき，生活全般に介助
が必要になってくるときには，特に非言語的な表現に目を向けておくことが求められます．

1）　微弱なサインをキャッチする

　自ら伝えることが難しくなった超高齢者であっても，表情やふるまいで医療・ケア従事
者に何かを伝えようとしています．

（I）　脳梗塞後後遺症に転倒を重ね，潔さんの日常生活動作は低下し，1 日のほとんどを
ベッド上で過ごす状態になっています．面会で家族を認知して微笑えみ，何とか自力で起
きようとしています．しかし，表情をゆがめて起きることを諦めてしまいます．なぜ表情
をゆがめたのか．医療・ケア従事者はそこに目を向けることが重要です．身体を何らかの
理由で動かさなくなると不動の痛みが起こります．同じ姿勢を続けているとそれが苦痛に
なるように，潔さんにも同じような苦痛が起こっている可能性があります．不動の痛みは
身体の痛みのみならず全人的な苦痛へとつながっていきます．自ら動くことが難しくなっ
てくるからこそ，移動の機会を増やす，排泄や食事，整容などの方法を検討することで動
くことを意識してケアを検討することが大切です．

2）　日々のケアを丁寧におこなう

　自分で自分のことができなくなり，生活に他者の支援が必要となったときこそ，本人の意向に沿い，本人が最期まで尊厳をもって人生をまっとうすることを目指す最善のケアの実現が重要です．

（J）　生活全般に介護が必要な状態になっている潔さんですが，今では髭がのび，目やにで目もあけられず，寝衣も汚れている様子です．かつて身ぎれいに暮らし，身の回りも整えて生活していた潔さんからはほど遠い状態です．最も身近な家族も辛くなる状態を，潔さんがどのように受け止めているかは容易に想像できるでしょう．日々の生活を他者に委ねなければならないからこそ，丁寧に繰り返される支援が尊厳を保持するものになります．そして，尊厳が保たれる姿でいられる丁寧な日々のケアの積み重ねが潔さんの ACP を実現するものとなることを意識したいものです．

【文献】
1）　日本老年医学会：ACP 推進に関する提言．2019（https://www.jpn-geriat-soc.or.jp/press_seminar/pdf/ACP_proposal.pdf）．

（吉岡佐知子）

事例

　広志さん（仮名）：62歳，妻と長男との３人暮らし．家族３人で自営業を営む．次男は会社員で，実家近くに妻子と暮らしている．

X−2年6月　広志さんは手足のしびれをきっかけに肺がんの脳転移と診断された．診断に対する本人と妻の衝撃は大きく，主治医からの説明には長男が中心になって返答していた．**(A)**　治療方針の説明が行われると，広志さんは「先生にお任せします．よろしくお願いします」と話し，脳転移に対する放射線療法と薬物療法による抗がん治療を開始した．**(B)**

X−2年12月　広志さんは外来通院をしながら薬物療法を継続．幸い治療効果が得られ，病状の進行はなく経過した．通院には妻が付き添い，検査を受けたときには長男も診察に同席して家族で治療効果を喜んだ．**(C)**　診断後，一時的に仕事を離れていた広志さんだったが，仕事も少しずつ再開するようになり，治療室の看護師に「副作用も思ったよりひどくなくて安心している．治療とうまく付き合いながら，このまま元気で過ごしたい」と話した．**(D)**

X−1年6月　脳転移はコントロールされていたが，肺病変が増悪．薬物療法の変更が必要と判断された．広志さんは落胆しながらも「また次の治療に期待したい」と主治医に話した．**(E)**　治療導入のため入院した広志さんは病棟の看護師に「今度の治療はどんな副作用が出るのかな．前の治療は仕事もできてよかったんだけど……」と尋ねた．**(F)**　また，面会に訪れた長男は「病気がわかったときよりは本人も落ち着いていると思いますが，気弱なことを言うかもしれないので，そのときはよろしくお願いします」と話した．**(G)**

X−1年9月　再び外来で治療を継続していた広志さんは，治療室の看護師に「副作用はそれほどないけど，ちょっとずつ体がしんどくなってきているのを感じる．動くと前より息があがるし，体重も減っていて体力が落ちた感じがする」と打ち明けた．**(H)**

X−1年12月　今度は脳に新規病変が出現．放射線療法が計画されることになった．説明後，長男は一人診察室に残り，主治医へ「両親には治療のこと以外あまり詳しい話をしないでほしい．説明が必要なことがあれば自分が聞きます」と強く訴えた．**(I)**

X年Y月（今月）　脳転移の進行がみられるため，主治医から長男に脳転移による意識障害や今後の急変リスク等について説明されたが，長男の意向は変わらない．**(J)**次男には長男から情報が共有されているというが，これまで次男が診察に同席したこ

| とはない．（K）

解説

　ACP を行っていないと，この事例のような展開になってしまうことが少なくありません．この事例では，本人・家族等とどの場面でどのような対話をし，本人・家族側に情報提供したり支援したりすれば，異なる展開があり得たでしょうか．本人を人として尊重した意思決定支援を最期まで行うために，医療・ケアチームはどのように本人・家族等に声をかけ，対話を進め，多職種で連携していけばよかったでしょうか？

1. この事例では，家族が本人への病状説明に関する意向を示しています．こうした場合に，医療・ケアチームはどのように対応できるでしょうか？

　適切な情報提供は，本人の意向を尊重した意思決定のために欠かせない要素の一つです．医療・ケアチームにとって，家族等の代弁者となり得る人々と関係性を構築し，本人・家族等との対話を進めることは重要な課題です．

（I）　本人の意向を尊重したいと考える医療・ケア従事者ほど，家族からこのように言われると何とか家族を説得しなくてはという思いに駆られるかもしれません．ですが，そもそも長男はなぜこのように希望しているのでしょうか．また，なぜこのタイミングでその希望を話したのでしょうか．これらの理由を知ることが，関わりの方向性を決める第一歩になると考えます．

　一つには，長男が広志さんを心配し，つらい思いをさせたくないと望んでいる可能性が考えられます．治療に対する意欲が失われてしまうことを懸念する気持ちもあるのかもしれません．このような家族の思いは**家族としての意向**であり，長男の言う通りに詳しい説明をしないことが広志さんの意向にかなうとは限りません．これに対して，広志さんが「厳しい内容の説明は聞かず，最期まで希望を持ち続けることを大切にしたい」と希望していたら（長男がその意向を代弁していたら），この場面は広志さん自身の意向や価値観・人生観を知るきっかけとなる場面に変わるでしょう．

（J）　ここでの説明はどのような内容だったでしょうか．その内容として「本人に詳しい病状を伝えないことによるデメリット」を想像した方が多いのではないかと思います．そのような説明ももちろん必要ではありますが，長男は伝えないことによるメリットや伝えることによるデメリットを強く感じているはずです．医療・ケア従事者には，これらの背景にある気がかりや不安にアプローチすることが求められます．

　何らかの選択をするとき，本来そこには必ずその選択を「選ぶ」という選択肢と「選ばない」という**選択肢**が存在します．しかし，医療・ケア従事者からみた妥当な選択がおおよそ決まっている場合，その妥当な選択に対して同意を得ようとする力が無意識に（時に意識的に）働き，各選択肢についての説明に偏りが生じることがあります．

医療・ケア従事者は自らの選好や価値観にも意識を向け，「選ぶ」「選ばない」という双方の選択肢について**本人・家族等が考える各選択肢のメリット・デメリットを話し合う**ことが大切です．そのうえで，それらが**本人にとっての**メリット・デメリットであるかどうか本人・家族等とともに一緒に検討します．

2. この事例では，どの時点でどのように対話すれば，本人の意向や好悪，価値観・人生観・死生観を知ることができたでしょうか？

がん患者の場合，事例のように診断時から病状が進行しているケースがしばしば経験されます．また，疾患の特性として病状が進行しても比較的全身状態が保たれる傾向にあり，死期が近づいてから急激に病状が悪化することが一般的です．そのため，**日頃から本人の意向や好悪，価値観・人生観・死生観を知るように努め，本人，家族等，および関係する医療・ケアチーム間で共有しておくこと**が一層大切になります．広志さんのケースでは，（I）の場面に至る前に，どの時点でどのように本人・家族等と対話することができたでしょうか．

1）　治療方針について話し合う場面

治療法の選択においては，どの治療法を選ぶか，あるいは提示された治療法を受けるか受けないか，いずれにしても重大な意思決定が求められます．治療法によってメリット・デメリットは様々なので，その中から**本人が何を自分にとってのメリット・デメリットと考えるのか，どのようなメリット・デメリットを重視しているのか**等に関心を向けることによって本人の価値観・人生観を知る機会が得られます．がん治療のプロセスでは繰り返し意思決定の場面が訪れるため，その時々の意思決定を支援の好機ととらえることで，本人の価値観・人生観への理解を深めていくことができるでしょう．

（B）　治療方針に関する話し合いは，がんの診断や転移・再発，病状の進行など悪い知らせを伴う場面であることがほとんどです．このときの広志さんのように本人は現状を受け止めるのが精いっぱいで，自分の気持ちや考えを話すことが難しいかもしれません．この時期は**心情への配慮**を普段以上に心がけたいものです．一方で，気がかりや疑問が生じやすい時期でもあるため，本人の価値観や人生観を反映する情報の一部として，本人が気にかけている事柄や質問の内容を記録に残しておくことが重要です．

（E）　治療変更時には前治療の体験を踏まえて次治療の選択肢について比較検討を行うため，より具体的に本人の意向や価値観に近づくことができます．本人にとって一番よい治療を一緒に考えたいということ，そのための最大限のサポートをしたい旨を伝え，治療を受けるうえで大切なこと／避けたいことについて尋ねましょう．ここでも本人の心情への配慮を十分に行い，必要に応じて機会を改めることも必要です．

2) 治療による生活への影響について話し合う場面

　がん治療はめざましい発展を遂げていますが，その性質上，いまだ治療による有害事象を避けることはできません．治療の副作用や合併症，後遺症に対する認識・反応には，本人の価値観が色濃く反映されます．どのような症状は許容できるのか／できないのか，どの程度の症状は許容できるのか／できないのか，それはなぜなのか，十分な対話を持ちましょう．

（D）　広志さんにとって「治療とうまく付き合えている」状態とは，どのような状態なのでしょうか．どのような状況にあれば（どのようなことが満たせれば）治療とうまく付き合えていると感じられるのでしょうか．反対に，治療のためでも受け入れがたいことにはどのようなことがあるでしょうか．これらを話し合うことによって広志さんが大切にしていることが見えてくるはずです．

（F）　広志さんと，治療の希望，生活への希望について話し合うことができる場面です．副作用について説明するだけでなく，仕事が広志さんにとってどのような意味を持つことなのか，どのような形で仕事を継続したいと思っているのか等，広志さんの**言動の意図や背景**を把握し，記録に残していきましょう．今後のプロセスにおいて広志さんの意向を反映した治療・ケアが提供できているかを評価する指標になると同時に，広志さんの意向を実現することが難しくなってきたときには話し合いをすべき時期であると判断することができます．

3) 本人が身体の変化を自覚した場面

（H）　患者は症状の変化や体調の変化を誰よりも把握しています．このような身体の変化が現れたときも ACP の対話を行う重要なタイミングです．治療がうまくいくことを願って**できる限りの支援をすること**を保証しつつ，今後の体調に合わせた生活の過ごし方について話し合いたいと提案してみましょう．身体のしんどさや体力の低下を感じ始めているなかで，広志さんが心配に思っていることや大切にしたいと思っていること，およびその理由について尋ねていきます．本人の語りを促すだけでなく，医療・ケア従事者が理解した本人の価値観・人生観・死生観を言葉にして本人にフィードバックすることも大切です．医療・ケア従事者の理解が深まるだけでなく，本人が改めて自分の価値観等を意識することにもつながります．

4) 家族等が本人について話してくれた場面

（G）　家族等，本人をよく知る人から話を聴くことによって，本人の意向や価値観に対する理解を助ける情報が得られます．本人と家族が話をしていることがあれば，その具体的な内容を聞いてみましょう．疾患や治療に関することだけでなく，普段の様子や生活の状況など，その人自身を知るための対話を行うことが肝心です．

3. 家族等を交えて本人と ACP の対話をするために，この事例では，医療・ケアチーム
   にどのような対応ができたでしょうか？

　本人を中心として ACP の対話を行うべきことは当然ですが，代弁者となり得る家族等
がいるにもかかわらず本人のみと ACP を進めると，いざ意思決定の場面を迎えたときに
本人の意向を尊重した意思決定を実現することができません．

（A）　がん診断時には家族等の同席のもと医師からの説明が受けられるように配慮するこ
とが広く行われています．医療・ケア従事者は，医学的な情報だけでは本人にとって望ま
しい治療法を選択できないこと，本人の意向や価値観に沿った医療・ケアを提供したいと
考えていることを，早い段階から患者・家族等と共有しましょう．

（C）　治療効果が得られているときこそ，患者・家族等にあまり負担をかけず，本人の意
向や価値観について話し合うことができます．どのような生活を送っているのか，どのよ
うな楽しみがあるのか等，院外での本人・家族の様子を知ることによって，本人のありた
い姿や大切にしていることが少しずつ見えてくると思います．

（K）　同じ「家族」という立場であっても，家族員はそれぞれ固有の思いや考えを持って
います．家族間で意見が分かれることも往々にしてあることです．後々の思いがけないト
ラブルを防止するためにも，将来の意思決定に関わる可能性のある家族等の情報は早期に
把握できることが望ましく，本人の意向や価値観について関わるすべての人たちで理解を
深めていくことが重要です．

　この事例のように医療・ケア従事者にとって "困った" 事態が発生したときは，そのこ
とをどうするかという議論に進みがちです．広志さんのケースでも，本当にこのまま本人
に詳しい病状を伝えないのか，伝えた方がよいのではないかといった議論が考えられます
が，その議論に入る前に，広志さんの意向・価値観について考える機会を持つことによっ
て解決の糸口が見えてくるのではないかと思います．がん治療のプロセスには意思決定を
求められる場面が多く存在するため，日頃から本人の意向や価値観について理解を深めて
いくことが積み重なって ACP の対話につながっていくことを心に留めておきましょう．

（山本瀬奈）

4──気管支拡張症の患者

本人と家族の意向との齟齬が生じ合意を得る支援を必要とした事例

事例

　明子さん（仮名）：65歳，気管支拡張症，在宅酸素療法中，安静時2L／分，労作時4L／分，専業主婦，夫と2人暮らし，長男夫婦と長女夫婦（子どもは3歳，6歳）は同市内に在住．

X－1年1月　外来で初回ACP介入：サプライズクエスチョンにより外来でACPを開始．（A）　主治医が病気はゆっくり進行すること，元気な今，悪くなったときに人工呼吸器をどうするか考えておくことが大切であること，人工呼吸器装着時の状況などの説明をした．診察後に医師の説明をどのように理解したのか尋ねると「こんな話はしたくない」と普段と異なり不安げな表情で強い口調で返事があった．（B）

X－1年2月　1カ月後の外来受診：ACP介入1カ月後の看護外来で，体調を尋ねると「息がしんどくて，今までのようにお料理ができなくて辛い．主人や孫に美味しいって言ってもらうのが嬉しくてね」．（C）

　「先月は先生から人工呼吸器の説明を受けて驚かれていましたが，その後気持ちは落ち着いておられましたか．心配していました」の声掛けに「大丈夫．それより考えてって言われても，どんなものか，わからないから，決められない」．（D）

X－1年5月　非侵襲的陽圧換気療法（noninvasive positive pressure ventilation: NPPV）**導入**：肺炎，高二酸化炭素血症で入院．NPPVにより換気改善したが，夜間にNPPVが必要となり在宅NPPVを導入．主治医より，病状および悪化したときに人工呼吸器を装着するか考えましょうと説明があった．（E）　看護師が医師の説明後に心情を尋ねると，「オリンピックまで生きたい」「孫の成長をみたい」という希望と，（F）人工呼吸器については，「わからない」と語った．（G）　家族は本人の意思を尊重したいと語った．

X－1年9月　退院2カ月後の看護外来：NPPVの使用状況や生活状況など，問題なく過ごせていた．人工呼吸器について家族と話し合いはしていない．（H）

X年6月　増悪で入院：人工呼吸器についての思いを尋ねると，「孫の成長やオリンピックを見たいと思うけれど，気管切開までして病院で寝たきりで生きるのは嫌．だから人工呼吸はしない」と力強く語った．（I）

　急性期NPPV機器で治療を開始．主治医は，家族に本人の意向を伝えたうえで，状態が改善しないとき，人工呼吸に対する意向を尋ねた．（J）

夫「喉開けて人工呼吸器はしんどいから自分としては，ニップ（NPPV）までがよい

と思うけど，本人が喉を切ってもがんばりたいと思うならそのようにしてもらいたい」．

長男・長女「生きていてほしいから，喉を切ってもいいから管をいれてほしい」．(K)

解説

　適切な ACP（その時の適切な介入と継続）を行っていないと，この事例のような展開になってしまうことが少なくありません．この事例では，本人・家族等とどの場面でどのような対話をし，本人・家族側に情報提供したり支援したりすれば，異なる展開があり得たでしょうか．本人を人として尊重した意思決定支援を最期まで行うために，医療・ケアチームはどのように本人・家族等に声をかけ，対話を進めていけばよかったでしょうか？

1. 医療・ケア従事者が声をかけるタイミングについて，どのように判断すればよいでしょうか？　また，どのような言葉をかければよいでしょうか？

　慢性呼吸器疾患は，予後予測が困難であるため，ACP は難しいといわれていますが，**予測が困難だからこそ適切な時期に ACP を開始**することが重要です．近年では，非がん性呼吸器疾患における ACP のタイミングは，意思決定能力が低下する前とし，増悪から回復したとき，在宅酸素療法や人工呼吸療法が導入されるとき，フレイルが進行したとき[1]，患者が 1 年以内に亡くなっても驚かない状態のとき[2] といわれています．ACP のタイミングが遅れることで，病状が進行し強い呼吸困難の中での対話や家族による意思決定となり，患者・家族は過度な心理的負担を生じることになります．また，患者は，介護者である家族への遠慮により価値観に則った真の意思決定ができないことがあります．佐藤直子が言う「患者を傷つけまいとする優しさは患者の人生の最後で残酷な優しさになることがある」（講演での発言）ことを医療者は認識し，適切な時期に ACP を開始することが大切です．

　言葉かけとしては，医師の面談後では，「先生のお話を聞かれて驚かれたのではないでしょうか．心配しています」と**患者の感情を汲み取り言葉で表現**し，さらに「**心配している**」と看護師の感情を伝えます．これにより，**患者は看護師が自分に関心を寄せてくれていると認識**し，信頼関係は向上し，**患者は真意を語ってくれます**．具体的な関り方としては，Bernacki らの「患者との話し合いの手引き（Serious illness Conversation Guide）」[3][4] が，意思決定のプロセスと具体的な問いかけが示されており参考になります．

（A）　**サプライズクエスチョン**により ACP 支援を開始しています．明子さんは，医師から病気は進行していくことと終末期医療の説明を受け，不安や衝撃など心理的負担を生じています．明子さんにとって**バッドニュースであり心理的負担は一般的な反応であること**を医療者は認識しておくことが大切です．慌てずに本人に「先生のお話を聞かれて驚かれたのではないでしょうか．心配しています」と声をかけ，心情の吐露を促し共感します．

そして，ACP の目的と安定している病状であることを説明します．「病気も老化と同じで進んでいきます．お元気なときに，病気が進んだ時にどのような医療を受けたいか，ご自身の大切にしていることを踏まえて考えましょうという考え方が世界的に広まっており，先生が今日お話ししました．決して，差し迫った病状ではなく，お元気だからこそお話させていただいたのですよ」と伝え，不安の軽減とレディネスを整えます．

（E） 在宅 NPPV が開始となり，ACP をしています．さらに病状が進行した場合には，生命維持のために人工呼吸器が必要となり，まず，挿管下で行う侵襲的陽圧換気療法（invasive positive pressure ventilation: IPPV），次に気管切開下陽圧換気療法（tracheostomized positive pressure ventilation: TPPV）が必要となり，生活は一変します．明子さんが IPPV を行った場合は，離脱困難で TPPV に移行する確率が高いため，TPPV をして生きていく意味を価値観を踏まえて考える重要なタイミングです．

（G） 人工呼吸器に関する希望は「わからない」と言っています．デリケートな問題であり難しくてわからないのは当然だという思いで「わからないのですね」と反復し，明子さんの次の言葉を待ちます．「悩んでいる」「考えるのを避けている」などわからない理由を語られた場合，その思いに共感し，「よかったらもう少しお話をしていただけますか」と尋ね対話を促進させます．患者自身，思いの整理が可能となり，医療者にとってもアプローチの方法が見えてきます．とにかく対話で患者の揺れ動く思いに伴走することが重要です．

（J） 増悪で入院し，急性期 NPPV 機器で治療が開始されました．治療効果がなければ，生命維持のために人工呼吸が必要な時期です．明子さんの望む人生の実現のためには，終末期をどのようにすごしたいのか，人工呼吸をどうしたいのか，明子さんの真意を聴くことは重要です．「気管切開をして寝たきりで生きるのは嫌なのですね」と反復し，さらに対話で価値観を深めていき，どのように過ごしたいのか言語化を支援します．

医師が病状や終末期医療について説明をした場合，入院中は面談後遅くても翌日に，外来で始めた場合は面談後と次の外来で，医師の説明をどのように受け止めたか，感情や内容について尋ね，心理的ケアと不明な点の補足説明を行い，以後継続的に支援することが大切です．

2．本人は人生の最終段階の話をすることを拒否していました．このようなときには，どのように対応すればよいでしょうか？

（B） ACP 時に「話をしたくない」と言われた場合：「気分を害してしまった，どうしよう」と動揺するのではなく，明子さんに不安・恐怖などによる心理的負担が生じていると考え，ACP の目的と差し迫った状態でないことを伝え，不安の緩和に努めます．その後も「話をしたくない」と言われたら，「話をしたくないのですね」と共感，反復により感

情の吐露を促し，心理的負担の軽減および混乱の整理を助けます．さらに「よろしければ，どうして話したくないのか教えていただけますでしょうか」と尋ねます．返答いただけると，心情や価値観に関連する内容が把握でき，介入の糸口や方向性の検討が可能となります．

　話をしていただけた場合は，「教えていただいてありがとうございます」と感謝の意を伝えます．話を拒まれた場合は，①「不快な思い，心配させてしまって申し訳ございません」と謝罪，②「あなたの大切な人生であり，先のことですが，どう過ごしたいのか一緒に考えさせていただきたいと思っていました」とACPの目的を簡単に誠意を込めて説明，③患者の関心ごと，療養法の話題に変更，④締めくくりとして，「応援しています」と言葉を添えます．

（H）　**家族と話し合いができていない場合**：「よろしければどうしてご家族とお話をされていないのか，教えていただけますでしょうか」と家族と話し合いをしていない理由を明子さんに尋ね，その思いに共感しながら対話を進めます．そして，家族との話し合いは，明子さんが意思表示できない状態になったときに，自分の意思が尊重されるだけでなく，大切な家族が代弁者として意思決定を行うときの心理的負担の軽減にもなり，重要であることを説明します．

　筆者は，ACP介入後に，患者・家族から，「お互い人工呼吸の話題に触れることで，相手に不安や不快な思いをさせるのではないかと気遣い話題を控えていたけれど，医療者から話をしてもらい，お互いの思いを理解できてよかった」と感謝されることが少なくありません．

3. この事例の中で本人の意向や選好，本人の価値観・人生観・死生観が表現されているところはどこでしょうか？

　意思決定支援とは，**患者の価値観に基づいた意思が尊重されるように支援**することであり，**価値観の理解は不可欠**です．対話により患者が何を大切にしているか，目標，支えになるもの，欠かせない能力や不安・恐れなど，患者自身が気付き，価値観を明確にしていくことを助けます．また，何気ない会話の中に気がかりや目標，選好など価値観を反映している言葉や価値観があり，それらを西川満則らは思いのかけら（ピース）と呼んでいます[5]．この貴重なピースを紡いでいくことで，患者の価値観を導き出すことができます．

　価値観を多職種で共有し，シームレスなACPを継続的に支援するためには，経時的に必要な内容を見ることができる記録（テンプレート）やカンファレンスなどで共有することが大切です．例えば記録に「ACP関連記録」のタイトルを付けておくと，時系列で価値観を含めたACPのプロセスを見ることが可能となり，多職種で継続的に支援ができます（図1）．

　（C）で「お料理が好きで家族に喜んでもらうこと」，（F）で「孫の成長を見たい，オリ

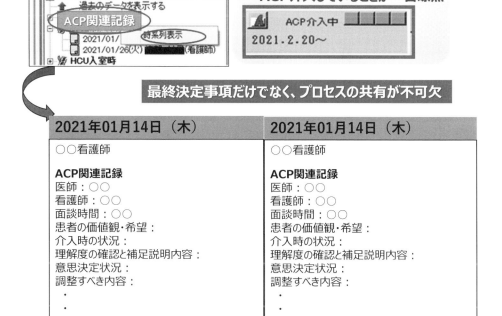

図1　ACP テンプレートの活用例

ンピックまで生きたいけど人工呼吸器についてはわからない」，(I) で「孫の成長やオリ
ンピックを見たいけれど気管切開をして寝たきりで生きるのは嫌だから人工呼吸器はしな
い」と語っています．家族とくに孫の成長を見ることが生きる楽しみであることと，病気
の進行を自覚するなか，オリンピックまで生きることを一つの目標にしていることがわか
ります．IPPV が必要になる可能性が高くなったときに，人工呼吸器をしたくない理由も
明確になっていました．このように慢性呼吸器疾患患者は，進行する病状と終末期医療の
説明を受けることにより，自らの人生について考える力[6] を蘇らせて，価値観の中で揺
れながら終末期に人工呼吸療法をするか否か，意思決定する力を有していることが多いこ
とを筆者は実感しています．

4. 意思決定に必要な情報はどのようなもので，どのように説明すればよいでしょうか？

　医学的情報（病状，時間的予後，機能的予後，治療の特徴と妥当性など）は，意思決定の
基盤となる重要な情報です．慢性呼吸器疾患は予後が不確かですが，TPPV は生活が大
きく変化するため，医師として TPPV に移行する可能性を説明することは重要です．看
護師は，医師の説明後に，患者・家族の理解度を確認し，患者・家族が「こんなはずでは
なかった」と嘆くことがないように，補足説明を行います．

（D）　明子さんは人工呼吸器がどのようなものかわからないと言っています．医師は説明をしていますが，患者が理解できていない場合は，説明したことにはならないことを医療者は認識しておくことが大切です．

意思決定に必要な情報として，「人工呼吸とは口から気管に管を入れて行う人工呼吸で，食べたり話すことができない，痛みを伴うため鎮痛剤を使用するため浅眠状態になることもある．状態が改善しない可能性は○％で，そのときは，喉に穴をあけて気管に管を入れて人工呼吸器をつけることになる．誤嚥しなければ食べることはできるが，話すことはできず，ほぼ床上生活になる」ことなどを真摯に説明します．人工呼吸のイメージを持つことは重要で，人工呼吸器を装着した人物の写真付きのリーフレットで説明するのがよいでしょう．

5. 治療の選択について本人の意向に反した思いを抱いているご家族がおられます．どのように対話すれば本人の意向を尊重することができるでしょうか？

ACPにおいて尊重すべきは本人の価値観です[7]．本人の意向に反する家族の心情に理解を示し，よいコミュニケーションのもとで対話を通して合意形成を図ります．高橋綾は，対話にとって重要なことは，相手の発言や表現にじっくり耳を傾け，お互いを尊重し〈聴きあう〉こと，対等の立場で感じたことを伝え意見交換をすることと述べています[8]．医療者の意見も真摯に伝え話し合うことが重要です．

本人の意思が尊重できない理由は，①本人の意思の背景にある価値観を十分理解できていない，②時間的・機能的予後，治療による生活の変化などのイメージができていない，③大切な患者に生きていてほしいという家族の思いが強く，患者の人生として捉えることができていないことが考えられます．

①の場合は，医療者も交えて本人・家族と話し合いの場を持ちます．医療者は対話で，患者から価値観を導き出し，家族が十分理解できるように復唱したり，ライフヒストリーの語りなどで患者の価値観が垣間見れる事柄の振り返りを行います．また，本人の人生であり本人の意思尊重は，人として最も大切な尊厳の保証に繋がることを家族に伝えます．患者が意思表示できないときは，患者の以前の意思表示や生き方を振り返りながら価値を見出し共有します．

②の場合は，医師の説明後に，看護師が患者・家族の心情と理解度を確認しながら補足説明を行います．意思決定の判断材料の基盤となるため，しっかり患者・家族と向き合い，真摯に真実を伝えます．③の場合は，家族が患者を大切に思っていることに理解を示しながら，人工呼吸とともに生きていくのは患者であることを伝え，患者が選択した治療とその背景にある価値観を家族とともに振り返ります．

（K）　息子，娘は，明子さんの意向に反して，「生きていてほしいから，喉を切っていいから管を入れてほしい」と希望しています．「母親に生きていてほしいと願うのは当然の

ことだと思います．大切なお母さんなのですね」と，心情に理解を示し寄り添います．そして，「どんなお母さんですか」と問いかけ，ライフヒストリーや病の体験を振り返りながら朋子さんの価値観を蘇らせます．家族が，語ることで少し精神的に落ち着いてきたころに，「明子さんは『寝たきりになってまで生きていたくない』と何度も仰っていました．その言葉をどのように思われますか」「話ができない，ベッド上で人工呼吸器をして生きていくのはお母さんです．お母さんの人生を考えていただくことはできないでしょうか」とこちらの意見を述べます．そして「もし，あなただったら人工呼吸器を装着しますか」と尋ね，自分のことに置き換えて考えていただくのもよいでしょう．

　ご本人の意思の尊重には，代弁者であるご家族が，患者の意思の背景にある価値観を心底理解し，患者の意思を代弁・実現する力が必要です．筆者は，家族の力を高めるために，患者が意識のない状態で病院に搬送された状況を想定し，医師に人工呼吸をどうするか尋ねられたとき，ご本人の意思を伝えることができるか，練習します．

【文献】
1）　日本呼吸器学会・日本呼吸ケア・リハビリテーション学会合同非がん性呼吸器疾患緩和ケア指針2021作成委員会編：非がん性呼吸器疾患緩和ケア指針2021．2021，p. 123.
2）　Small N, Gardiner C, Barnes S, et al.: Using a prediction of death in the next 12 months as a prompt for referral to palliative care acts to the detriment of patients with heart failure and chronic obstructtive pulmonary disease. Palliat Med 24(7), 2010: 740–741.
3）　Bernacki R, Hutchings M, Vick J, et al.: Development of the Serious Illness Care Program: a randomised controlled trial of a palliative care communication intervention. BMJ Open 2015; 5: e009032.
4）　竹ノ内沙弥香：「患者との話し合いの手引き」を用いた話し合い．看護管理 2020; 30(2): 140–152.
5）　西川満則，大城京子：コミュニケーションの基本．ACP入門　人生会議の始め方ガイド，日経BP，東京，2020，pp. 88–114.
6）　長江弘子編：看護実践にいかすエンド・オブ・ライフケア　第2版．日本看護協会出版会，2018，p. 11.
7）　日本老年医学会：ACP推進に関する提言．2019（https://www.jpn-geriat-soc.or.jp/press_seminar/pdf/ACP_proposal.pdf）.
8）　高橋続：〈聴きあう〉〈ともに考える〉こととしての対話——傾聴や意思決定支援の根底にあるもの，緩和ケア 2022; 32(6): 457–460.

（竹川幸恵）

5——何度も治療で回復する経験をしている心不全患者の ACP とは？

事例

大輔さん（仮名）は 68 歳の男性．もともとトラックの運転手として働いていた．現在，独居で，内縁の妻が近所に住んでいる．前妻と離婚後疎遠になった息子と娘がいるが，連絡をとっていない．

15 年前　トラック運転中に意識消失を認め，救急搬送され，拡張型心筋症と診断された．心室性不整脈に対して植え込み型除細動器（ICD）挿入の治療を受け，運転ではない業務での職場復帰ができ，問題なく生活していた．

5 年前　心室性不整脈が出現し，意識化での除細動作動を経験した．不整脈は内服調整で起こりにくくなったが，除細動は胸をバットで殴られたような衝撃で，またいつ起こるのかと大輔さんの不安が大きくなった．薬剤提供書を隅から隅まで読み，副作用を気にしていた．

3 年前　足が浮腫み，体重が増加し，尿量が減り，大輔さんは「おかしいな，こんなの初めてだ」と様子を見ていたが，夜間発作性の呼吸困難を生じて，救急車で搬送され，初回心不全で入院となった．医師や看護師から「薬の飲み忘れはなかったか」「外食，旅行など塩分が多くなるようなことはなかったか」など様々なことを聴かれ，心臓リハビリテーション（以下，心リハとする）に参加して，心不全増悪を繰り返さないために必要なことを多職種から教育を受けた．大輔さんは，外来で体重増加に対して利尿剤を処方されたが，トイレが近くなり，外出もできず，利尿剤の内服を止めていた．

1 年半前　2 回目の心不全で入院した．今回は，体重が増加し，食欲がなくなり，身体のだるさを訴え，外来受診をして，内服調整のために入院となった．収縮期血圧が 80 mmHg 程度と低くなっていたため，降圧薬と記載されていた β 遮断薬や ARNI（アンギオテンシン受容体ネプリライシン阻害薬）を自己中断していた．今回も勝手に薬をやめたことを医療者から注意された．初回心不全から体重，血圧測定はきちんと毎日行い，心不全手帳にも記載できていた．もう一度心リハに参加し，再教育を受けた．

3 カ月前　この 1 年間で 5 回の心不全入院を経験し，退院してもすぐに体重が増加し，身体がだるく，動けなくなり，食欲もなくなっていた．何度も起こる心室性不整脈は，ATP（抗頻拍ペーシング）で抑えられていたが，好きなお寿司も食べられず，水分制限は厳しくなり，楽しみがなくなってきた．そんな状況で主治医から本人，内縁の妻

に，「心不全の治療が限界に近付いている」ことが伝えられた．毎回機械的サポート，気管内挿管，人工呼吸器，透析をするかどうかは確認されていたが，大輔さんは「よくなるなら治療をお願いします」と答えていた．ただ今回は治療をしてもよくならない可能性が高いと初めて知らされた．

大輔さん「治療してもよくならないとはどういうことか？　毎回悪くなってもよくなってきたのに……．納得ができない」
内縁の妻「初めて大輔さんの病状説明を聞いて，そんなに重篤だとは思っていなかった．自分は籍も入っていないので決められない．大輔さんの血のつながった息子や娘に状況を知らせた方がいい」
疎遠だった息子と娘「いきなりで驚いている．悪いことは理解できたが，どうしたらいいかわからない．これまでも好きに生きてきたから，最後も好きに過ごせばいい」

2週間前　一度は退院したが，心不全増悪し，強心薬の点滴が外せない状況となった．点滴をしたまま自宅退院するか，療養型病院へ転院するか，点滴を外して自宅で亡くなることも覚悟で症状緩和をして自宅に帰るのか，最期を過ごす場所の選択が迫られた．同時に除細動機能の停止に関しても検討が必要となった．

大輔さん「主治医の先生がもう助からないというなら，何もしなくていい．ただ見込みがあると思うなら治療をしてほしい．病院にずっといるのは嫌．家に帰りたい．ただ家で点滴するのは家族（内縁の妻）に迷惑をかけるから嫌．苦しいのも嫌」
→在宅調整をして，強心薬の点滴を中断の上，自宅に退院したが，呼吸困難が増強し，不整脈での意識消失を来し，家族が救急車を手配．救急外来で気管内挿管をされ，治療が開始されたが，最期のときを迎えた．

解説

　ACPとは，何を決めるために話し合うことでしょうか．この事例のように医療者と患者，家族が話し合う場を設けたとしても，今回のような展開になってしまうことが少なくありません．多数の医療機器に囲まれた状況で最期を迎えることが本当に本人や家族が望む状況であったのか，多職種チームでどのように介入すれば，異なる展開があり得たのでしょうか．心不全患者の病みの軌跡や体験を理解して，ACPを進めていく方法を一緒に考えてみたいと思います．

1. **この事例の大輔さんの病みの軌跡はどのような経過をたどってきたでしょうか？　大輔さんの立場に立って振り返ってみましょう．**

　循環器疾患における緩和ケアについての提言では，進行性の病気である心不全は，「病

の軌跡」を十分理解することが重要である[1]と述べています．心不全は，急性増悪時の症状は治療により改善することが多く，**心不全患者の予後の認識には現実との乖離がある**と言われています．そのため，患者やその家族に心不全の病の軌跡を十分に理解してもらう機会を設けることが重要です．

　事例の大輔さんは，15年前に心室性不整脈で救急搬送され，拡張型心筋症との診断を受けていますが，3年前に初回心不全を発症するまでは，問題なく生活できていました．1年半前の2回目の心不全入院から，1年間で5回の心不全入院を経験していますが，入院治療によりすみやかに心不全症状は改善し，心リハに参加して，自宅退院となっていました．つまり，入院回数は多くても治療によって何度もよくなる経験をしていたため，医師から「心不全の治療が限界に近付いている」と言われても，現実のことと思えず，「納得できない」という言葉になっていたと考えられます．

2. 心不全患者が予後を正しく認識するためには，どのようなかかわりが必要でしょうか？

　心不全では，急激な増悪がみられても治療によって回復することが多く，**予後予測が困難である**と言われます．医療者でも予後予測が困難であることを患者や家族が予後不良であると認識することは簡単なことではありません．しかし，心不全による入院が頻繁となり，強心薬の量が増加したり，利尿剤を投与しても尿量が増加しなかったり，トイレに行くだけでも息切れを感じたり，身体がだるくて動く気力がなくなったり，**病状が進行することによって治療の反応が悪くなってくることや，生活範囲が自然と狭まっていることを患者自身が体験していることが多い**のが心不全の特徴です．また心不全患者は，心不全を繰り返すようになるまで**自分なりの療養生活を送っている**経験があり，自分の病気との向き合い方も重要なポイントとなります．**これまで自分の病気をどのように捉え，病気とともに生きてきたのか**を理解しなければ，予後について話し合うことは困難です．

　大輔さんは，3年前に初回心不全で入院したときに利尿剤，2回目の心不全入院で血圧低下によりβ遮断薬やARNIなどの降圧薬を自己中断しています．大輔さんは病識がなく，服薬コンプライアンスが悪いのでしょうか．大輔さんはICDの除細動の作動を経験したときに，薬剤提供書を隅から隅まで読んで副作用に注意していたとあります．つまり，大輔さんは自分の内服薬にどのような効果や副作用があるかを理解する力はあったと考えられます．ただ薬剤提供書には心不全の管理において重要な意味まで記載されていないので，生活に支障が出てきたため自己中断に至ったのではないでしょうか．正しい情報をきちんと提供することで，大輔さんは自分で判断できるはずです．また自分の病気にきちんと向き合い，生活していたことが想像できるため，予後に関しても大輔さんがどのように感じていたのか，理解していたのかを，**直接大輔さんに尋ねる**ことが大切だと思います．

「先生からの話を聴いてどう思いましたか？」「最近入院が頻繁になっていますが，ご自身ではそのことをどう感じておられますか？」「前回入院より強心薬の点滴の量が増えているのに，なかなか楽になってないように私には見えますが，大輔さん自身はどう思っていますか？」など，**大輔さんの語りを引き出すような問いかけ**を行います．心不全の場合は突然死も起こりうるため，**具体的な予後（残された時間）は誰にもわかりません**．語りを通してこれまでの変化を確認することを通して，おぼろげでもいいので**悪くなってきているという事実に向き合ってもらう**ことから始めます．病状が進行している現実を直視することは**患者や家族が「苦悩の中に置かれる」という事実**[2]を忘れてはなりません．もう治らない，助からないとわかることは，患者や家族に様々な苦痛をもたらします．**医療者が支える覚悟を持たなければならない**ということです．

3. 最期の療養の場の選択肢が限られた心不全患者の希望を叶えるためにはどのような対話や調整ができるでしょうか？

心不全の場合，強心薬や利尿薬など心不全に対する治療自体が症状緩和になるため，**最期まで適切な循環器治療が必要**です．最期の療養の場をどのように話し合い，決めていけばよいのでしょうか．がんのように緩和ケア病棟やホスピスなどがあるわけではありません．また**在宅看取りを望んだとしても強心薬による症状緩和が行える環境を整えることは難しく**，ごく限られた地域に限定されているのも現実です．勤務する病院の周囲にどれくらい心不全の在宅看取りをできる往診医や訪問看護ステーションがあるのか，**地域と循環器診療を担う病院との連携**がどの程度図られているのか，情報を得ておく必要があります．また心不全患者さんの中には，**これまで何度も命を助けてくれた主治医に対して絶大な信頼を寄せ**，他の病院へ転院することや在宅医をつけることに強く抵抗を示す人も少なくありません．

事例では，2週間前に強心薬の点滴が外せなくなったときに再度話し合いの場が設けられています．強心薬の点滴を在宅で管理するということは，24時間誰かがそばにいて，輸液ポンプのアラームに対応ができるようにしなければなりません．また強心薬の持続投与をするための静脈ラインの確保，PICC（Peripherally Inserted Central venous Catheter：末梢挿入型中心静脈カテーテル）などの管理が必要となります．感染リスクも高まります．現在，診療報酬上，心不全患者が在宅輸液をするための適切な管理料がないなかで，協力してくれる往診医や訪問看護ステーションを探す必要があります．また強心薬の点滴をした状態で長期療養を支えてくれる地域の病院があるかどうかも重要となります．**患者が希望しても，その環境が整えられなければ，療養場所の選択肢に加えることはできません．**患者の希望を聴くとともに，**地域でできる医療の限界をしっかりと患者，家族に説明することが大切**です．今回，大輔さんは最後まで主治医に診てもらうことを希望し，療養型の病院への転院ではなく自宅に戻ることを選択しました．強心薬の点滴は家族の負担になる

からと希望しませんでした．限られた選択肢の中で大輔さんの希望が叶えられるとしたら，「苦しいのは嫌」ということだけになりました．どのように苦痛を緩和できるのか，**医療チームで話し合い，支援の方法を見つけ出すことが大切**です．経口強心薬を最大限活用する，活動による負荷を減らすために本人が許すなら膀胱留置カテーテルを挿入し，トイレに行く回数を減らすなどを検討することが必要です．大輔さんが家でやりたいことが何か，そのために何を我慢するかなどを話し合いましょう．

4. 心不全患者と家族の意向が異なる場合は，どのように話し合いを進めていけばよいでしょうか？

　心不全患者の家族は，患者本人よりも予後の認識と現実が乖離していることが多いと言われています．これまでに何度も救急搬送され，生命の危機を突き付けられ，そのたびにどこまで治療を望むかの選択を迫られ，それでも治療によって回復してきた患者を見ているので，「前回と今回と何が違うのか」「前も大丈夫だったじゃないか」と楽観視してしまうのは当然です．**家族は患者の病状の変化が見た目ではわからないため，病状の進行を実感できません．**同居している家族には，「最近の家での様子はどうですか？」「1年前，半年前と比べて，変わったことはないですか？」と問いかけることで，「そう言えば，最近元気がない」「散歩に行かなくなった」「テレビを見なくなった」「食べる量が減った」などちょっとした変化に気づくことができます．ただ同居していない家族にとっては，それも難しく**医療者が捉えたここ最近の患者の変化を伝え，辛そうにしていることを理解してもらう必要があります**．

　そして，患者が何を大切に過ごしたいと思っていたのか，日々どのようなことを家族で話していたのか，**家族が知る患者の希望を確認することが重要**です．その上で**患者の希望が家族と同じなのか，違いがあるのか，家族に考えてもらいましょう**．

5. もし，大輔さんのように救急搬送され，医療機器に囲まれたまま回復が見込めない状況になった場合，どのようなケアをすればよいでしょうか？

　循環器疾患の場合，ICD の除細動機能の停止をはじめ，治療のさし控えも ACP として話し合うべき内容に含まれることが多いです．それは，**患者救命のために侵襲的治療も含む最大限の集中治療が施される合目的性がある**からです[1]．しかし，不幸な転帰をたどる例，機械的治療に依存する例も存在し，そのまま終末期を迎えることもあります．看護師は「いつまで積極的治療を続けるのか」「患者が苦しむ時間が長くなるだけ」「家族はわかっているのか」「医師はちゃんと説明しているのか」「患者に何もしてあげられないのが辛い」など様々な思いを抱えます．日本学術会議の提言では，患者の意思が不明である場合は**「できるだけ長生きしたい」が多くの患者の希望であるという前提に立ち，患者にとっての最善の医療を追求すること**[2]が何より重要と述べています．今行われている医療を継続することも重要な支援と言えます．

この大輔さんの事例でも，大輔さんは「主治医の先生がもう助からないというなら，何もしなくていい．ただ見込みがあると思うなら治療をしてほしい」と話していました．最後まで生きる希望を捨てずに，主治医を信頼し，治療を受け続けることを望んでいたということです．終末期に集中治療することは悪いことではありません．最後まで生きたいと願っていた患者が，どんな治療をしてもだめだとあきらめるために必要な時間になると思います．**家族が患者との最後の時間をどのように過ごせるのか，患者が何を望んで生きてきたのかを考える大事な時間とすることが重要**ではないでしょうか．

【文献】
1)　日本循環器学会／日本心不全学会合同ガイドライン：2021 年改訂版 循環器疾患における緩和ケアについての提言（https://www.j-circ.or.jp/cms/wp-content/uploads/2021/03/JCS2021_Anzai.pdf 2023 年 9 月 10 日閲覧）．
2)　日本学術会議臨床医学委員会終末期医療分科会：対外報告 終末期医療のあり方について——亜急性型の終末期について（https://www.scj.go.jp/ja/info/kohyo/pdf/kohyo-20-t51-2.pdf　2023 年 9 月 18 日閲覧）．

（仲村直子）

6——高齢の慢性腎不全患者の療法選択

multimorbidity（多疾患併存状態）における対応

事例

　松子さん（仮名）：84歳．夫（86歳）と2人暮らし．18年前，脳梗塞後に胃ろう栄養法を受けていた姑を3年間在宅で介護し看取った．夫は慢性疾患の治療中であるが，日常生活は自立している．長男家族は隣町に居住．孫2人．長女は他県に居住し，姑の介護で多忙.

X−20年より　高血圧と糖尿病にて近隣の内科クリニックへ定期受診していた．**(A)**

X−7年　脳梗塞を発症したが，右半身の麻痺は歩行が可能なレベルに回復し，クリニックへの定期受診を継続していた．右上肢の軽度麻痺が残存し，家事全般は夫が主に担うようになった．認知症と診断され，要介護1の認定を受け，通所型サービスを開始した．ADLは，認知症高齢者の日常生活自立度II，軽度のfrailty[1]の状態．この頃より，自分が夫よりも早く他界するのではという発言があり，断捨離や御宮の神事に関心を高め，「自然に逝きたい」と話すことが増えた．**(B)**

X年1月初旬　年末から多少の息切れと下肢浮腫があったが周囲に相談することなく過ごした．年始に長男家族が症状に気づき，地域医療支援病院救急センターの受診を勧め，入院した．糖尿病性腎症第4期（腎不全期：eGFR11 ml／分／1.73 m^2）と未治療の虚血性心疾患のため心不全（NYHA分類III〜IV度）を発症していた．利尿薬の持続静注では効果が得られず，体外限外濾過療法（ECUM）を2回施行し治療が奏功した．**(C)**

　医師は，今後，虚血性心疾患の治療と透析療法が必要であることを本人・家族へ説明した．しかし，本人は「早く帰りたい」と話し，家族は認知症の進行とADL低下を懸念し早期退院を強く希望したため2週間で退院した．**(D)**

X年1月下旬　入院生活により筋力低下をきたしており，歩行は見守りが必要となった．通所型サービスとクリニック受診の他は臥床がち（中等度から重度のfrailty）[1]となった．**(E)**

X年3月上旬（今月）　再び息切れと下肢浮腫の症状が出現した．夫が救急車を呼び，地域医療支援病院に搬送された．**(F)**

　今回は，利尿薬の治療が奏功し，2日後症状が軽減した．医師は，今後早期に血液透析を行うためにバスキュラーアクセスの作成を説明したが本人は同意しなかった．家族は，「自然に逝きたい」という本人の意向があるため，治療の方向性に関して結論を出すことができなかった．**(G)**

透析チームカンファレンスにて，医師，病棟看護師，透析センター看護師，薬剤師，管理栄養士，臨床工学技士，メディカルソーシャルワーカー（MSW）が，以下の内容の話し合いを行った．（H）

① 心不全の再発に備えてバスキュラーアクセスを準備する段階である．

② 糖尿病透析患者は，心血管疾患のハイリスクであり，治療や検査を行うにあたり，治療のエビデンスが少ないため，個人の特徴をふまえて適切な治療を考える必要がある[2]．

③ 日常生活障害度が重度の 80 歳以上の高齢者では，透析療法導入後 1 年以内の死亡率が 3 割であり，その約半数は導入後 3 カ月以内に死亡という報告がある[3]．

④ 本人・家族の意向をふまえて腹膜透析療法と保存的腎臓療法についても検討する．

⑤ multimorbidity に対してどのような対応を行うべきかについてのエビデンスは不足しており，患者・家族の同意のもとで治療・ケアを定期的に見直しながら進める．中心となる医療スタッフを決めておく[4]．

解説

ACP を行っていないと，この事例のような展開になってしまうことが少なくありません．本人を人として尊重した意思決定支援を最期まで行うために，医療・ケアチームはどのように本人・家族と対話を進め，多職種で連携していくことができるでしょうか？

1. ACP を始める時期としては，どの場面が適切だったでしょうか？

1) 慢性疾患療養支援と ACP 開始時期

（A） 医師の診療を主体としたクリニックでは，糖尿病療養支援として医療スタッフが関わる場面が少ない現状が推察されますが，ACP の実践として糖尿病性腎症 3 期（顕性腎症期）からハイリスク・アプローチを行うことが適切であると考えます[5]．日頃の定期受診時に，医療・ケア従事者と本人・家族が疾患経過や服薬状況を共有し，症状悪化時の対応を相談することは，ACP の契機となります．

2. この事例のなかで，本人の意向や好悪，本人の価値観・人生観・死生観が表現されているところはどの場面でしょうか？

1) 本人の死生観「自然に逝きたい」の形成

（B） 松子さんは，脳梗塞後に胃ろう栄養法を受けていた姑を 3 年間在宅介護し 18 年前に看取っています．この経験は死生観の形成に深く関与していると考えます．脳梗塞発症後，夫よりも早く他界すると思い，断捨離や神事に力を入れ，人生の最終段階の準備をしてきた松子さんの死生観が家族の中で十分に共有されていたことは，（G）の場面からうかがえます．

3. 医師より高齢末期腎不全患者の身体的特徴（frailty の知見）[1]をふまえた医療の説明を追加するとしたら，どの場面でしょうか？　また，説明内容としてはどのようなものがあるでしょうか？　frailty とは老化であり，高齢期に心身機能と生理的予備能が低下し脆弱になることです．

1)　高齢末期腎不全患者の身体的特徴（frailty の知見）をふまえた医療の説明場面

　（C）（D）（F）（G）の場面において，医師を中心とした医療チームから，multimobidity の状態にある**高齢末期腎不全患者の身体的特徴（frailty の知見）をふまえた医療の方向性と腎代替療法，保存的腎臓療法の説明**が行われれば，どのような展開になるでしょうか？

　本人・家族は，医学的な理解が得られ，今後の医療・ケアを定期的に見直しながら進めることが大切であることの理解も深まると考えます．

　特に，（G）の場面は，治療の方向性を決める重要な分岐点であり，**本人を人として尊重すること**が大切です．本人と家族の反応を確認し，**疾患受容段階を考慮した治療の説明を行うこと**や，**本人の人生の物語りに耳を傾け丁寧に対話すること**は，本人・家族と医療者間の信頼関係を深めることに繋がります．

2)　高齢末期腎不全患者の治療に関する追加説明内容

（1）　日本透析医学会は，**透析見合わせについて検討する状態**[6] として，「透析を安全に施行することが困難であり，患者の生命を著しく損なう危険性が高い場合」「患者の全身状態が極めて不良であり，かつ透析の見合わせに関して患者自身の意思が明示されている場合，または，家族等が患者の意思を推定できる場合」としています．

（2）　老化（frailty）が進行した高齢者では血液透析により一層の ADL 低下をきたすという報告があります[7][8]．

（3）　80 歳以上の高齢者では，保存的腎臓療法を選択した場合，血液透析群と比較して，生命予後に有意差が見られず[9]，QOL と症状に有意な差がないという報告があります[10]．

（4）　過剰医療あるいは過少医療のリスクを回避し適切に判断するため，高齢者総合機能評価を用いて身体的・精神的・社会的な機能を個別に評価することが重要とされています[11]．

（5）　「自然に逝きたい」という希望を尊重し，本人の安楽・安寧を目標とした緩和的医療を話し合って進めることができます．

4. **本人は透析療法を希望せず，家族は悩んだ末に結論を出すことができませんでした．どのように対応することができるでしょうか？**

1)　医療者の対応について

　（D）（F）（G）（H）この場面において，**医療チームは在宅医（内科クリニック医師）との連携を積極的に図ることが鍵**となります．糖尿病を有する末期腎不全では溢水になりや

すく，体液バランスの管理が重要です．浮腫・頸動脈怒張などの心不全徴候の観察のため，訪問看護を利用することもできます．本人・家族が保存的腎臓療法や透析の見合わせを希望することがありますが，それが最善とは言い難く，判断にグレーゾーンがある事例では，意思決定支援はより慎重に行う必要があります．

　2021 年，透析医療だけでなく移植医療や保存的腎臓療法を推進し，多職種が連携して腎不全患者の ADL・QOL の向上を目指すことを目的として**「腎代替療法専門指導士」**制度が新設されました[12]．また，筆者らは，「高齢者ケアと人工透析を考える——本人・家族のための意思決定プロセスノート」[13]，「高齢腎不全患者に対応する医療・ケア従事者のための意思決定支援ツール」[14] を開発し，意思決定プロセスと緩和ケアの考え方，事例とその解説を示しています．これらを活用した早期からの ACP のアプローチが期待されます．

2)　在宅腹膜透析療法をどのように検討すればよいでしょうか？

　本人と家族介護者が治療を希望する場合，訪問看護を依頼し，在宅腹膜透析療法が可能な場合があります．介護者が高齢である場合，**レスパイトケア**の計画も大切な視点です．

3)　保存的腎臓療法（CKM）をどのように検討すればよいでしょうか？

　保存的腎臓療法（CKM）とは，**「全人的かつ患者中心の care であり，腎臓病の進行を遅らせたり合併症を最小化する治療を含むが，透析治療を含まないもの．特に，症状の緩和と心理的，社会的，文化的，精神的支援を重視する」**と定義されています[15]．諸外国では比較的早期から情報が提供されています[16]．

　CKM を選択すると，訪問看護ステーションや訪問診療医が中心となり，**緩和ケアを中心とした医療**を行います．本邦においても，『高齢腎不全患者のための保存的腎臓療法——conservative kidney management（CKM）の考え方と実践』[17] が刊行されました．医療・ケア従事者が CKM を理解し実践する手がかりとなるでしょう．

4)　慢性腎臓病患者の標準的なアウトカム指標

　国際健康アウトカム測定コンソーシアム（ICHOM）は，慢性腎臓病患者の標準的なアウトカム指標の測定に推奨する患者報告型のドメインとして，**全般的な健康関連 QOL，身体機能，倦怠感，痛み，抑うつ，日常生活動作**を示しています[18]．これらの視点を高齢末期腎不全患者の医療の目標に取り入れることは，最期まで本人らしく生きることを支える本質的な支援となります．

5.　高齢末期腎不全患者が CKM を希望する際の心理的・社会的・精神的・スピリチュアルな支援として，どのような対応ができるでしょうか？

1)　医療者がともに担うことでもたらされる癒し

　（D）（E）（F）（G）の場面では，本人・家族は，本人の死生観と治療による益と害を考

えることで不安や悩みを抱えて安寧ではない状況と推察されます．老いや死の過程の不安や恐れから，CKM を希望する場合もあるかもしれません．**本人・家族が，医療に関連した苦悩を必要以上に抱え込むことがないよう，価値観・安らぎ・満足感に焦点をあてた実践**が求められています．ここでは，神学者ヘンリ・ナウエンの思想と，平山正実と黒島偉作の臨床哲学を参考に対応を考えてみましょう．

「傷ついた癒し人」は，ヘンリ・ナウエンが着想した概念です．「**人間は苦しむものであり，その苦しみを分かち合うことにより前進することができる**」[19] と論じています．高齢者医療に携わる医療・ケア従事者は，多くの患者の生と死を支援するなかで対象喪失を経験し，悩み，傷つき，安楽ではない存在と考えられます．対象者と同様に傷ついている存在であることを自覚し，分かち合うことにより，人を癒す力がいっそう養われると考えられます．

平山と黒島は「**医療の中で病を担う者の苦しみや悲しみに配慮しつつ，共に傷を抱える者として創造的に治療関係を発展させていくこと**」を，「**キャリー（carry）**」と定義しています[20]．高齢患者と家族介護者は，医療・ケア従事者の注意深く聴く耳，優しい微笑み，励ましの言葉，心のこもったタッチング，温かい手を求めています．医療・ケア従事者が，病いと老いと死に向き合う高齢患者の痛みや苦しみをわが身のことのように感じるとき，それらの重荷をともに**担い（carry）**，ともに分かち合うとき，両者の間に本質的な深い共感と癒しがもたらされるのではないでしょうか．

【文献】

1) 会田薫子：高齢者のための ACP——frailty の知見を活かす．臨床倫理の考え方と実践．清水哲郎，会田薫子，田代志門編，東京大学出版会，東京，2022, pp. 110-118.

2) 渡邉健太郎：糖尿病透析患者の全身管理を極める——専門医との連携を目指して 7 心臓合併症の管理——専門医へのコンサルトタイミングは？．臨床透析 2023; 39(1): 43-48.

3) 谷澤雅彦，柴垣有吾：日本人透析患者，特に高齢者は導入後早期死亡が高く，身体活動度と強く関連する——予後良好であるはずの日本人透析患者のジレンマ．聖マリアンナ医科大学雑誌 2016; 44: 7-12.

4) 日本糖尿病学会，日本老年医学会編・著：高齢者糖尿病治療ガイド 2021．文光堂，東京，2021, pp. 91-98.

5) 大賀由花，会田薫子：高齢慢性腎臓病患者に対する ACP 開始時期と療養支援——糖尿病性腎症第 3 期の創作事例を用いた考察．山陽看護学研究会誌 2023; 13(1): 10-19.

6) 透析の開始と継続に関する意思決定プロセスについての提言作成委員会：透析の開始と継続に関する意思決定プロセスについての提言．透析会誌 2020; 53(4): 173-217.

7) Kurella Tamura M, Covinsky KE, Chertow GM, et al.: Functional status of elderly adults before and after initiation f dialysis. N Engl Med 2009; 361: 1539-1547.

8) Jassal SV, Chiu E, Hladunewich M: Loss of independence in patients starting dialysis at 80 years f age or older. N Engl Med 2009; 361: 1612-1613.

9) Verberne WR, Geers AB, Jellema WT, et al.: Comparative survival among older adults with advanced kidney disease managed conservatively versus with dialysis. Clin J Am Soc Nephrol 2016; 11: 633-640.

10) Ren Q, Shi Q, Ma T, et al.: Quality of life, symptoms, and sleep quality of elderly with end-

stage renal disease receiving conservative management: a systematic review. Health Qual Life Outcmes 2019; 17: 78.

11)　会田薫子：高齢腎不全患者のための保存的腎臓療法——SDM と ACP の役割. 日本老年医学会雑誌 2022; 59(4): 446-455.

12)　日本腎代替療法医療専門職推進協会：腎代替療法専門指導士について（https://jrrta.org/about-sp/about2/　accesed 2023-8-26）.

13)　大賀由花, 斎藤凡, 三浦靖彦, 守山敏樹ほか：高齢者ケアと人工透析を考える——本人・家族のための意思決定プロセスノート. 会田薫子編, 医学と看護社, 東京, 2015.

14)　会田薫子, 大賀由花, 斎藤凡, 田中順也：高齢腎不全患者に対応する医療・ケア従事者のための意思決定支援ツール. AMED「高齢腎不全患者に対する腎代替療法の開始／見合わせの意思決定プロセスと最適な緩和医療・ケアの構築」研究班（研究代表者：柏原直樹）（https://www.l.u-tokyo.ac.jp/dls/cleth/tool.html　accessed 2023-8-26）.

15)　Davison SN, Levin A, Moss AH, et al.: Executive summary of the KDIGO Controversies Conference on Supportive Care in Chronic Kidney Disease: developing a roadmap to improving quality care. Kidney Int 2015; 88: 447-459.

16)　Oxford University Hospatal Kidney Unit: A guide to conservative kidney management.Available（from: https://www.ouh.nhs.uk/patientguide/lesflets/files/37843Pmanagement.pdf　accesed 2023-9-26）.

17)　「日本医療研究開発機構（AMED）長寿科学研究開発事業 高齢腎不全患者に対する腎代替療法の開始／見合わせの意思決定プロセスと最適な緩和医療・ケアの構築」研究班編：高齢腎不全患者のための保存的腎臓療法——conservative kidney management（CKM）の考え方と実践. 東京医学社, 東京, 2022.

18)　Verberne WR, Das-Gupta Z, Allegretti AS, et al.: Development of an International Standard Set of Value-Based Outcome Measures for Patients With Chronic Kidney Disease: A Report of the International Consortium for Health Outcomes Measurement（ICHOM）CKD Working Group. Am J Kidney Dis 2019; 73: 372-384.

19)　Nouwen, Henri JM: The Wounded Healer. DOUBLEDAY&CO. INC, 1972 & THE LIVING REMINDER. THE SEABURY PRESS, 1977（傷ついた癒し人——苦悩する現代社会と牧会者. 西垣二一, 岸本和世訳, 日本キリスト教団出版局, 東京, 1981, pp. 13-137）.

20)　黒島偉作, 平山正実：境界線を生きる人ナウエン. ヘンリ・ナウエンに学ぶ——共苦と希望. 平山正実, 堀肇編, 聖学院大学出版会, 東京, 2014, pp. 81-106.

（大賀由花）

7──ALS患者のための意思決定支援

事例

　三郎さん（仮名）：66歳・大手上場企業役員．30歳で恋愛結婚，2人の娘をもうけたが，仕事一途で，ほとんど家庭を顧みない生活だった．夫婦関係は良好とは言いにくい状態．育児・教育は妻任せであった．妻の英子さん（仮名）は63歳，長女35歳未婚，マスコミ関係の仕事についている．次女33歳既婚，子供はいない．皆都内でそれぞれ独立して生活を送っている．

X−13年　三郎さんは海外単身赴任中，ゴルフプレー中にteeを指しにくくなり海外の病院を受診．筋萎縮性側索硬化症（ALS）の疑いがあるとの診断を受けた．帰国後，日本の神経内科医からALSの確定診断を受け，休職．在宅療養開始となった．**(A)**

　四肢麻痺，球麻痺が徐々に進行．

X−12年　在宅療養開始後1年間は，ALSに罹患したことについて自暴自棄になり，妻と今後のことに関する話し合いなどができるような雰囲気では一切なかった．幸い，進行は比較的緩やかで，インターネットで日本ALS協会の存在を知り，会員となった．そこで本人が「この疾患の先輩」と呼ぶ他のALS患者との触れ合いができるようになった．自分以外にもALSに苦しみ・闘っている患者がいることを知ることや患者仲間からのメッセージによって明るく前向きになり，日本ALS協会交流会などに積極的に参加するようになった．**(B)**

　療養介護が必要になってからも，同居している妻は介護に参加しなかった．介護保険サービスおよび自費のヘルパーの介護を受けた．当時の妻の言い分は，「元気なころは全く家庭を省みず，好き勝手なことをやっていたのに，具合が悪くなったから面倒を見てくれというのは虫が良すぎる」であった．**(C)**

　会社からの手当は，大手上場企業のため手厚く，現役時代と同等の収入を得ていた．

X−8年　ある日，呼吸困難が急激に悪化，緊急入院．精密検査の結果，気胸のため左肺機能が全廃，酸素飽和度の低下，血中二酸化炭素濃度も上昇し（70torr），意識は朦朧状態であった．本人に意思決定能力がなかったため，妻に対して治療方針に関する説明として，気管切開，鼻マスク（BIPAP）という選択肢について伝え，いずれも行わないとどうなるかについても説明し，在宅療養中の本人の意向はどうであったか尋ねたが，妻は「介護には一切関与していないので，全くわからない」とのこと．医師から「結論が出ないと数時間後には亡くなる」と説明．妻は娘の行事や収入がなくなると困るなどの理由から，「今死なれるのは困る」と語った．**(D)**

妻は一番負担のすくない BIPAP での加療を希望したため，BIPAP と気胸に対する加療を併用した．呼吸機能が軽快し，本人の希望にて在宅に復帰した．復帰時に医師から本人に対し，「BIPAP による呼吸不全治療には限界があるので，近い将来，気管切開下での人工呼吸器療法が必要になる」とし，「施術を受けるか否かの相談をしておくように」と伝えた．(E)

X−7.5 年　退院後，在宅療養に加えて，1〜2 カ月に 1 度のレスパイト入院（7 日間）を継続．レスパイト入院のたびに，今後の治療方針に関して本人の意見を聴取した．妻との ACP に関する話し合いは全くなく，介護支援専門員（ケアマネジャー）を介しても妻はこの話を拒絶するとのこと．本人の意向で栄養補給法として胃ろうを造設した．本人は「気管切開は希望しない」と文書で回答した．

X−7 年 9 月　呼吸苦が増し，血中二酸化炭素濃度も上昇し，頭痛，尿量低下が認められるようになり，主治医は「気管切開を行う最後のチャンスだ」と本人に説明した．そのときにも，本人は人工呼吸器を着けない方針で，余命はどれくらいかとの質問を文書で提出した．主治医は「余命は 1〜2 カ月」と回答．また，この段階で人工呼吸器を着けないと言った患者で，その後，「やはり着ける」と意思を変更した患者がいたことも伝え，意思の変更はいつでも可能と説明した．

X−7 年 10 月　三郎さんが「人工呼吸器を着けてほしい」と意思を変更．その日に気管切開し人工呼吸器を装着した．呼吸苦・頭痛・尿量減少は解消された．(F)

X 年　レスパイト入院時に本人から手紙をいただいた（視線入力の手紙）．「ALS の診断を受けて 13 年，人工呼吸器を着けて 7 年経ちました．夫婦仲は依然として良くなく，妻から暴言を吐かれることもあります．人工呼吸器を着けなければよかったと思うこともありましたが，子どもたちのために頑張ってきました．お陰様で娘は 2 人とも自立しました．この機に尊厳死を望みます．よく考えました．尊厳死もできたら自宅でお願いしたいです．ご高配よろしくお願いいたします」という内容だった．(G)

　その数日後，妻・娘 2 人と面談した．娘 2 人は，「お父さんが望むなら，淋しいけどやむを得ない」との結論．妻は意思表示しなかった．

　その数日後に再度，妻と主治医のみで面談した．主治医は，「家族全員の総意でなければ尊厳死はできない」と説明．妻は「夫には何の未練もないが，今，夫が亡くなると経済的に困るので，どんな形でも生きていてほしい．これが本音です」と述べた．

　三郎さんには，尊厳死に関して家族と話し合っていると説明中．

解説

　筋萎縮性側索硬化症（ALS）は以下に説明するように深刻な病気であり，意思決定支援の難易度は非常に高く，困難なことが多々あります．どのような時点で，どのような声かけや支援が必要でしょうか．

1. ALS という疾患――筋肉の代わりになるものがあれば尊厳を保持して生活できる

（A）　三郎さんは ALS という神経難病に罹患しています．この疾患は原因不明（5% に遺伝性も認める）で，50〜60 歳代の男性に最も多く出現（40 歳以下 10%）します．発病率は 10 万人当たり 1.1〜2.1 名，日本では約 10,000 名の患者が療養を続けています．動かそうとする筋肉がすべて動かなくなってしまう病気です．その他の知能，感覚などは侵されません．原因不明で，徐々に進行し，治療法は今のところありません．こう聞くと大変悲惨な病気と思われるでしょう．事実，コロンビア大学 ALS センター長であった三本博教授は第 47 回日本神経学会総会特別講演で，「ALS はつらい死に方をする 4 つの疾患の一つである．米国でも脳神経内科医の説明に患者・家族は不満を抱くことが多い」と述べておられました．

　しかしながら，考え方を変えると，ALS は筋肉の代わりになるものがあれば人間としての尊厳を持った生活を送ることが可能な疾患ともいえます．歩けなくなったら車いすを利用する．飲み込めなくなったら胃ろうを造設する．呼吸が苦しくなったら鼻マスク（BI-PAP），気管切開，人工呼吸器装着を行うことで天寿を全うできる疾患です．このようにステージに応じた対応によって予後が大きく変わりうるため，ACP の適切な実施がより重要な疾患といえます．

2. 患者会の重要性について――仲間との分かち合いの場づくり

（B）　三郎さんはこの時点で患者会に参加しています．このケースのように ALS と診断された患者は先のことを考えると，目の前が真っ暗になり自暴自棄に陥ります．筆者はあるとき，ALS でお亡くなりになったある患者の奥様から感謝のお手紙をいただきました．そこには，「いつでも，入院を受け入れてあげると常に安心させてくださったこと．そしてもう一つは，沢山の病友に巡り会えたこと．あの明るい日差し一杯のロビーで，病気のことを忘れて，笑いあった日のことを，一生忘れません」とありました．

　この言葉は，この疾患で苦しんでいるのは自分だけではなく，多くの仲間がいると認識することの大切さを表現しています．自分は一人ではないとわかることが重要なのです．そのため筆者は，2002 年に日本 ALS 協会埼玉県支部を立ち上げ，年 1 回の総会と各地での交流会を続け，患者・家族同士の話し合いの場を作っています．筆者は，交流会に参加し，目を輝かせて帰る患者・家族を目の当たりにしています．日本 ALS 協会は患者の圧力団体ではなく，患者の療養環境改善を目指す健全な会です．是非，参加することを患者・家族に勧めてください．

3. 病前の家庭での夫婦関係に関して

（C）　ここで三郎さんと妻の病前の関係性が表現されています．ALS に限らず，認知症などにおいても，病前の夫婦関係が良好でなかったことを理由に，家族が介護に否定的な態度をとるケースによく遭遇します．通常は，家庭を顧みなかった夫への妻の不満が多いよ

うです．このような場合は，病前の夫婦関係について傾聴し，夫も家族のために頑張って仕事をしてきたことを再確認いただくことが大切です．患者本人に対しても，今からでも遅くないので，しっかり感謝の気持ちを妻に伝えることを提案します．子どもがいる場合は，子どもと今後の療養生活について話し合うことで，妻の気持ちの和らぎを期待できることもあります．

4．急変時の対応について

（D）　この時点のように，治療の選択を数時間以内に行わねばならず，かつ本人の意思表示が得られない状況は，ALS患者を担当しているとしばしば遭遇します．ACPを行っていないと意思決定に難渋する場面です．医師が選択肢を提案し，妻に本人の意思を代弁するように依頼しても，「先生はどう思われますか」などと逆に質問を受けることが多くあります．

　ほかの家族に連絡を取ることが可能な場合は，相談を促し，それでも意思決定できないときは，今回のケースのように，本人の意識が戻る処置を優先したらどうかと提案することが考えられます．

　家族が本人の意思に沿ってこのまま看取りたいと希望した場合，本人のための選択ですから，家族が責任を感じたり，恥じたり，後悔したりすることのないよう，主治医から家族に伝えることは，家族のために大切なことです．

5．専門医（脳神経内科医）の役割について

（E）　先ほども紹介した三本博教授は，ALS患者の診療の際に，専門医（脳神経内科医）に以下の提案をしています．

　　＃1　希望の持てる病状説明を行いなさい

　　＃2　リハビリテーションをさせなさい

　　＃3　胃ろうを積極的に導入しなさい

　　＃4　治験に参加させなさい

　この疾患における専門医の役割は大変重要で，かつ，なくてはならないものです．まず，確定診断を行い，その後，病状の進行に沿った対応の説明を行い，本人・家族のその時点その時点での意思決定を促します．

　　・四肢麻痺に対してはリハビリテーション，マッサージ，車いすの利用に関して

　　・球麻痺に対しては痰吸引，コミュニケーション，胃ろう造設，気管切開に関して

　　・呼吸筋麻痺に対しては鼻マスク（BIPAP），気管切開，人工呼吸器装着の導入

　　・薬物療法に対してはリルゾール，ラジカット，去痰剤，抗不安薬の処方

　　・制度の説明として，難病申請，身体障害（肢体不自由・呼吸機能不全・摂食嚥下機能）の申請，介護保険，自立支援の申請，ケアカンファレンスの開催

　制度の説明は患者の療養環境に大きく影響し，それは意思決定に直接関係しますので，

大変重要です．在宅移行時の患者・家族に対しては，介護者の消耗を緩和させるレスパイト入院，災害時（台風上陸による水害・停電が予想される時）におけるレスパイト入院の提案も，在宅療養継続への安心感につながります．

2022年よりALS協会，埼玉県，人工呼吸器メーカーの三者間で災害時におけるALS患者の安否情報共有に関する協定を結びました．具体的には，避難勧告レベル4以上，震度5弱以上の災害時には各メーカーが現場の療養環境が継続可能か否かの判断を行い，埼玉県，ALS協会と情報共有し，必要に応じてレスパイト入院などを考慮する協定です．2023年6月に越谷市において綾瀬川の氾濫危険レベルが4に達した際，この協定に沿って担当人工呼吸器メーカーから安否確認と療養状態の報告があり，ことなきを得ました．

このような専門医の役割は以前の医局制度のなかでは当たり前に行われてきましたが，現状は，大学病院などで研修している脳神経内科医は，このようなことも含めた全人的なケアの教育を全く受けておらず，今後のALS患者に対する医療が大変心配な状況です．ALS患者を担当したらこうした知識を持ち，対応できる脳神経内科医とかかわりを持つ必要があることを知ってください．

6. ACPの対話のなかでみられる意思の変更について――変更は常にあり得る

（F）　三郎さんは当初，気管切開下での人工呼吸器装着は行わないとの意思を示していましたが，呼吸不全の悪化に伴い，呼吸苦，頭痛，尿量低下なども出現し，本人も迷いに迷って1カ月で意向を変更し，気管切開・人工呼吸器装着を決断し，即日手術を受けました．このように，ACPの対話のプロセスにおいて一旦示された意思が変更されることは，常にあると考えてください．

患者にとっては初めて経験する病状なので，苦しくなるまでは皆，体に傷つけるような処置は拒否します．処置を受けることによって，病気の進行を認めてしまうのを嫌う気持ちも根底にあると思われます．ALS診断直後の患者は100%，胃ろう・気管切開を拒否します．そのためALS患者のACPは，ある程度病状が進んできたときに初めて行い，そのときにも，「これは最終決定ではなく，いつ気が変わってもいいのですよ」と説明を加えるべきです．

7. 人工呼吸管理を終了すること

（G）　ここで三郎さんは人工呼吸管理を終了し，「尊厳死」を希望しています．かつての医学教育では，人工呼吸器の装着は患者の自由だが一旦装着した人工呼吸器を外す自由はないと教えられました．その後，2004年8月27日に神奈川県相模原市で，人工呼吸器装着下ALS療養中の息子から人工呼吸器を外してほしいとの強い訴えがあり，母親が人工呼吸器の電源を切り，自らも自殺を図ったという悲劇がありました．その後，2007年に厚生労働省のガイドライン，2012年に日本老年医学会のガイドライン，2014年に日本救急医学会・日本集中治療医学会・日本循環器学会の合同ガイドラインなどから，以下の条

件を満たせば，人工呼吸器を外すことも可能というコンセンサスが得られています．ガイドラインは法ではありませんが，法律家によると，ガイドラインは法に準ずる社会規範として機能しているとのことです（本書理論編第5章を参照のこと）．

・本人の意思あるいは推定意思の尊重
・医療行為の継続が本人の尊厳を損なう段階に至っていることを継続的に確認すること，現時点でそれが真意と判断できること
・医療・ケアチーム，家族の総意であること
・医師からのしっかりした情報提供・説明がなされていること
・緩和ケアを含め医療・ケアの不足のために死を要望しているのではないこと
・家族が家族のためではなく本人のために考えて合意に至ることなど

　人工呼吸管理を継続することが本人らしく生ききることを阻害し，本人の尊厳を損なっていることが明白であり，本人がその終了を繰り返し要望しており，その要望が真意と判断される場合，（本人がまだ意思を表出できれば本人を中心に）家族と医療・ケアチームがよく話し合い，人工呼吸管理を終了することで合意が形成されれば，終了は可能であるといえます．

　ALS患者のためのACPに関して述べさせていただきました．ALSはACPが絶対的に必要な疾患であり，その療養中も本人の気持ちの揺らぎ，医療，介護，家族ケアに関してさまざまな対応が重要となる疾患です．ALSを診られるようになったら一人前だね，と言われる疾患だと納得します．

　米国の著名な教授がABC作文のようにALSを表現しています．本質をとらえていると思います．

A： Always, Anywhere, Anybody
　　いつでも，どこでも，　だれでも
L： Love
　　愛と
S： Sympathy
　　思いやり　　を持って接する疾患である

（丸木雄一）

8——救急・ICU における対話のあり方

事例

春子さん（仮名）：85 歳女性．脳梗塞の既往があり，左半身麻痺がある．数年前からほぼ寝たきり．慢性腎障害があるが，透析導入はしない方針．5 年前，夫と死別．現在は，長男夫婦と同居．

1 日目　自宅で昼食をとる際，家族が患者の食卓におにぎりを据え，その場を離れた．30 分後に下膳しに行くと，顔色不良でせき込んでいたため，救急要請．胸骨圧迫，バッグバルブマスク換気をされながら，救命センターへ搬送．搬入時，心電図モニターは心静止．気管内挿管をし，心肺蘇生を継続．挿管チューブから大量の食物残渣が吸引され，ほどなく心拍再開．その時点で瞳孔は散大し対光反射は消失．心拍再開後は血圧も安定し，頭部 CT 施行後（所見は軽度の低酸素性脳症），ICU へ入室．

2 日目　意識は回復せず，自発呼吸も見られない．循環動態は安定している．主治医から家族に対し，低酸素性脳症による遷延性意識障害の可能性があり，このまま脳死もしくは植物状態になる可能性があること，心拍再開から 72 時間後（入院 4 日目）に神経学的な評価を行うことが説明された．

4 日目　意識は回復していないが，瞳孔所見は正常化し，わずかな自発呼吸があるものの，人工呼吸器離脱の基準は満たせず．循環動態安定．腎機能は横ばい．神経学的な評価目的で行った頭部 CT と脳波では，低酸素性脳症による重度の意識障害であることが示された．主治医は家族に，患者は植物状態となっており，人工呼吸器からの離脱が困難なため，気管切開をするので，同意書にサインしてほしいと言った．

これを聞いて，家族はそれぞれ次のように発言した．

長男「親父が 5 年前に肺炎になって人工呼吸器につながれて長いこと治療した末に亡くなったときには，母は『自分のときはぽっくり逝きたい』って言っていました．今回は，喉におにぎりを詰まらせてしまって，咄嗟に救急車を呼びましたが，母は自分の意識が戻らないなら，人工呼吸器につながれてまで生きながらえたいとは思ってないと思うんですが，気管切開っていうのは，どうしてもやらないといけないのでしょうか？」

長男の妻「お母さんはいろんな病気もしたけど，とてもしっかりした方で，透析をどうするかという話をかかりつけの先生としていたときも，『機械に頼ってまで生きたくない．みんなに迷惑かけたくない』って言っていたんです．あんなに気丈だったお

｜　母さんがこんな姿になっているのが，かわいそうで……｜．

解説

　この事例では ACP の対話は文章化されておらず，リビング・ウィルを含め事前指示書
があるわけではないのですが，ACP に相当する，人生の最終段階における好悪に関する
会話が本人と家族の間でなされており，共有されています．窒息という外因で心肺停止に
至ったため，蘇生処置を受けましたが，その結果は本人の望むようなものではありません
でした．

1. 医療・ケア従事者は，どのタイミングで，患者の ACP に関して確認すればよかった でしょうか？　また，どのような言葉をかければよいでしょうか？

1）　ICU 入室当日（1 日目）

　海外のガイドラインでは，ICU 入室後 72 時間以内に初回の家族面談を行うことが望ま
しいとされています[1]．当事例は，心肺蘇生処置後，心拍は再開しましたが，意識が戻ら
なかった時点で，低酸素性脳症による重度な神経学的障害が予見されています．この段階
で，患者は一命をとりとめたものの，この先の機能的予後が不良である可能性が濃厚です．
この段階で，その事実を正直に家族に伝えるとともに，ACP に関して確認をしておくと，
その先の治療のゴール設定がしやすくなります．

　ここで一つ注意しておきたいのは，この事例の場合，救急搬送直後には，この会話は適
さない，ということです．今回おきた「窒息」は，患者のもともとの併存疾患からの嚥下
機能障害と関連しているかもしれませんが，基本的には，思いがけず生じた急激な「外
因」による出来事であり，治療によって改善しうる可逆的な事象です．この場合，もとも
と「『延命』治療を希望しない」という意思表示をしている患者であったとしても，「救
命」のための処置が行われるのは適切であったと思います．

　日本の救急医療現場では，1990 年代から 2000 年代はじめにかけて発生した法的問題な
どの歴史から，いちど始めた人工呼吸器管理は終了できないのではないか，という懸念が
未だに存在しており，救急搬送されたばかりで予後が不確実な段階であっても，救急医が
「これは延命治療につながってしまうのではないか」と葛藤し，治療開始を差し控えてし
まい，救命すべきだった患者を救命していないのではないかということが話題になりまし
た．

　実際，2014 年に発行された日本集中治療医学会・日本救急医学会・日本循環器学会の 3
学会による救急・集中治療における終末期医療に関するガイドライン──3 学会からの提
言[2]では，適切な意思決定がなされた場合は，治療の中止・差し控えも肯定されており，
「いちど始めた人工呼吸器管理は終了できない」というのは誤った認識です．患者本人の
望むような転帰まで回復できるかわからない，予後が不確実な状況で，期間限定で人工呼
吸器管理などの根治的治療を行うことを time-limited trial（期限付き根治的治療）[3]と呼び，

今回の事例はまさにそれに当てはまります.

2) 重要な検査結果が出たとき（4日目）

当事例では，4日目に頭部CTと脳波検査を行い，神経学的予後が不良であることが判明し，1日目の時よりも見通しが立っています. この重要な検査結果（事実）をもとに，このまま植物状態となることが予想されることと，それがどのような状態なのかを家族に伝えます. そして，この状況で患者の価値観に沿った治療のゴールがどういったものかを考え始めるために，ACPの対話を行ったことがあるかどうかを尋ね，ある場合は，どのような内容だったかを確認します.

声かけの例：
「春子さんは一命をとりとめていますが，意識が戻っておらず，このまま植物状態になってしまうことも想定されます. これまで春子さんご本人とご家族の間で，今回のように急に具合が悪くなってしまうような，『もしも』のときにどうしたいか，話し合ったことはありますか？」

2. 本人の意向を引き出し，その価値観に合った治療のゴールを設定し，提示するための会話を行うためのコツはあるのでしょうか？

米国集中治療医学会は，より質の高い治療ゴール設定のための会話を行うために，ICU医療従事者が意思決定のためのコミュニケーションスキルトレーニングを受けることを推奨しています[1]. その一つであるVital Talk™は，「何が一番大事なのかを巧みに話し合える医師によるケアが，全ての重病患者に届くような世界を作ること」をビジョンに掲げた教育プログラムです[4]. 筆者は2019年よりVital Talk™の教育法を日本の医療文化に適応させた「かんわとーく powered by Vital talk」の開発に取り組んできました[5].

ここで，Vital Talk™の提唱するコミュニケーションスキルの中から，"REMAP"を紹介します[6]. REMAPとは，**R**eframe the situation：状況の変化を伝える，**E**xpect emotion：感情に対応する，**M**ap out important values：重要な価値観を掘り下げる，**A**lign with the patient & family：患者と家族の価値観に基づいた治療の方向性を確認する，**P**lan treatments to uphold values：具体的な治療を計画する，の頭文字をとったもので，shared decision-makingの対話のためのロードマップです.

Reframe the situation（状況の変化を伝える）：患者の状況が悪化している，という悪い知らせを伝えなくてはいけないとき，患者家族の現状の理解（Perception）を確かめたら，"Invitation"を出して，こちらから話を切り出してもよいか，患者や家族から許可を得ます. 一番伝えなくてはいけないこと（Headline）はシンプルに伝え，患者家族の反応を観察します.

声かけの例：

「春子さんがご入院されて本日で4日目となりますが，これまでの春子さんの病状について，担当医からどのように聞いていますか？」（Perception）

「さきほど，頭部CTと脳波検査の結果が出ました．ご家族にとって，厳しいお話になってしまいそうですが，結果をお伝えしてよろしいでしょうか？」（Invitation）

「本日の検査の結果，脳に大きな障害が残っており，このまま意識が戻ることなく植物状態になってしまう可能性が高いことがわかりました」（Headline）

Expect emotion.（感情に対応）：Headlineを伝えた後の患者や家族の感情の起伏は，悪い知らせが心に届いた証拠です．患者・家族が同じような質問を繰り返している場合，患者・家族が感情の波にのまれて，うまく認知情報を処理できていない可能性があります．そのようなときは，"NURSE"スキルを使って，感情に対応します．患者・家族は感情の波が落ち着くにつれ，すこしずつ，情報を理解できるようになります[7]．

"NURSE"は以下のスキルの頭文字をとったものです：Name（感情を言葉で示す），Understand（理解を示す），Respect（敬意を示す），Support（支持を示す），Explore（さらに掘り下げて聞く）．

声かけの例：

「このようなお話しを聞かれて，ショックですよね」（Name）

「どれほどおつらいか，想像することしかできません」（Understand）

「これまでずっと，お母様の介護を一生懸命されてきたのですね」（Respect）

「これからもできる限りサポートをします」（Support）

「何を一番心配されていますか？」（Explore）

Map out important values（重要な価値観を掘り下げる）：患者の感情に十分対応したところで，治療方針を決めていくためにいちばん重要な，患者の価値観を知るための会話へ移行していきます．"Invitation"を出して，会話を次の段階へ進めていく許可を得てから，患者の人物像を掘り下げていくことが，最終的に治療のゴール設定の軸となる価値観の把握に繋がります．もし，患者本人が話せる状態でなく，家族と話している場合には，今，話している家族ではなく，あくまでも，「患者さんご本人がどう思うか」の推定意思を引き出すことに留意しましょう．

声かけの例：

「これから春子さんにとって，ベストな治療方針を一緒に考えていくために，春子さんのことを，もっと詳しく聞かせていただいてもよろしいですか？（Invitation）　さきほど，春子さんは『透析はしない』とおっしゃっていたと伺いましたが，どうしてそう思われたの

でしょうか？」

<u>A</u>lign with the patient & family（患者と家族の価値観に基づいた治療の方向性を確認する）：患者の価値観を十分 Map out することができたら，価値観に沿った治療の方向性を検討します．例えば，当事例の場合，以下のような流れが想定されます．

声かけの例：
「春子さんはとても自立心の強い方で，透析導入の話が出たときも，機械に頼ったり，人に迷惑をかけてまで生きるのは望んでいなかったということですね」

<u>P</u>lan treatments to uphold values（具体的な治療計画）："Map out" と "Align" で患者本人の価値観を引き出し，ゴールを設定したら，具体的な治療計画を提示します．治療計画は，大まかに 3 つのパターンに分けられます．一つ目は，根治的な治療を継続すること，二つ目は，根治的な治療を試してみるが，効果がなければ，症状緩和をメインにした治療に移行すること（time limited-trial），三つ目は，根治的な治療は避けて，症状緩和をメインにした治療を行うことです．患者の価値観に見合った選好に合わせて，医学的にも妥当な方針を，医療者側から提案します．ここでは，「××しますか？　しませんか？」と尋ねるのではなく，「これまでお話を聞かせていただき，○○さんの価値観と現在の状況を照らし合わせると，△△を行うことをお勧めします．ただし，××は，○○さんの目指す治療のゴールにそぐわないので，行わないことにします」というように，医療のプロの医師として，最適と思われるものを勧めることにより，最終的には患者・家族と共に行う shared decision-making が成立します．

まとめ：救急・集中治療医に対する Vital Talk™ のようなコミュニケーションスキルトレーニングの手法は，患者の価値観を重視し，医師が患者にとって最善のゴールを提示する，真の患者中心の医療を目指した shared decision-making の手法です．超高齢社会となった日本の救急・集中治療の現場では，コミュニケーションスキルトレーニングを受けた医療者が緊急時でも ACP を行うことによって，ほんとうは患者も家族も望んでいない無益な延命治療を避けられる可能性があると思われます[8]．

【文献】

1)　Davidson JE, Aslakson RA, Long AC, et al.: Guidelines for Family-Centered Care in the Neonatal, Pediatric, and Adult ICU. Crit Care Med. 2017; 45(1): 103–128.
2)　救急・集中治療における終末期医療に関するガイドライン――3 学会からの提言．日本集中治療医学会ホームページより（https://www.jsicm.org/pdf/3gakkai_03.pdf　accessed on October 18, 2023）．
3)　Fromme, EK: Ethical issues in palliative care. UpToDate（updated on Aug 15, 2023）．

4) Vital Talk: Home（http://www.vitaltalk.org　accessed on October 18, 2023）.

5) かんわとーくホームページ（https://kanwatalk.jp/　accessed on October 18, 2023）.

6) Childers JW, Back AL, Tulsky JA, et al.: REMAP: A Framework for Goals of Care Conversations. J Oncol Pract 2017; 13(10): e844–e850.

7) Back AL, Arnold RM, Baile WF, et al.: Approaching difficult communication tasks in oncology. CA Cancer J Clin 2005; 55(3): 164–177.

8) 伊藤香, 大内啓：新訂版 緊急 ACP——悪い知らせの伝え方, 大切なことの決め方. 医学書院, 2022.

（伊藤　香）

事例

本人の意思をくみとれる時期

X−2年1月　回復期　弘子さん（仮名），80歳代女性，パーキンソン病進行で介護老人保健施設（以下，「老健」）に入所，リハビリテーション後に自宅復帰が目標．3カ月後，車椅子を使用，下着の上げ下ろし介助は必要だが**「自分のことは自分で」**(A)と，家族支援があれば，自宅生活できるまでに回復．

X−2年7月　安定期　老健に戻ったときの弘子さん．**「長男と孫に会えたよ」「嫁さんが好物を料理してくれた」「桜を花見した」「犬がしっぽを振ってね」**(B)

　職員への弘子さんの言葉．**「遅くまで働かないで休みな」「仕事も大切だけど身体が一番」**(B)

　職員が見た弘子さん．長渕剛の歌が好き，ケアのとき「今日はなに歌う」と笑顔．好き嫌いがはっきり**「私は形のない食事なんて食べない」**(B)と意思を貫く．

X−1年1月　悪化期　コロナに罹患，一気に生活機能が低下．**「こんなの嫌」「自由に身体が動かない」「死にたい」**(C)と吐露．そんなときが1年続いた．

本人の意思がくみとりにくい時期

X年1月　むせ込み，痰や発熱の繰り返し，誤嚥性肺炎のため病院に入院．メディカルソーシャルワーカー（MSW）から，老健の施設相談員に連絡があった．

MSW**「肺炎の治療は終了．栄養量が不足．家族の同意のもと経鼻胃管から栄養を注入中．このまま，老健に戻せるか」**(D)

相談員**「老健では経鼻胃管の管理はできない，本人も希望するかどうか．家族が，口から食べられるだけでよいなら，老健も受け入れできる」**(E)

MSW**「病院は経鼻胃管一択でお願いしている」「栄養不十分な状態で，老健に戻るのは倫理的に問題」**(D)

長男とのやりとりは以下．

長男**「医師から，パーキンソン病のため食べられない，管から薬と栄養を入れ1週間様子をみる，と聞いた」**(F)

相談員**「家族が，食べられないことを受け入れられれば，老健に戻れる．本人はどうしたいか」**(E)

長男**「鼻から胃に通す管で回復を願う．駄目なら，その管を抜いて老健に戻したい．自然な形で，慣れた老健に帰したい」「医師から言われるとその管を入れっぱなしに**

することが一番だと思ってしまっていた」（F）

看取り期

X年2月　経鼻胃管から薬や栄養を注入．残念ながら，口から食べることは難しく，弘子さんは時々，「ああっ」と声をあげるのみで，経鼻胃管を嫌がる仕草もなく，経鼻胃管を受け入れられる施設を探している間に，重症の誤嚥性肺炎が再燃し病院で死亡した．

解説

　ACP を行っていないと，この事例のようになってしまうことが少なくありません．この事例で，本人・家族等とどの場面でどのような対話をし，情報提供し支援できれば，別の展開になっていたでしょうか．本人を人として尊重した意思決定支援を最期まで行うため，医療・ケアチームは，どう本人・家族等と対話を進め，多職種連携すればよかったでしょう．日本老年医学会「ACP 推進に関する提言（以下，「提言」）」にそって解説を進めます．

1. 弘子さんの意思決定能力は十分でしょうか？　弘子さんは，ACP に関われるのでしょうか？　そもそも ACP の実践者は誰でしょうか？　弘子さんの代弁者は誰でしょうか？

　「提言」には，意思表示が困難な状態となっている場合でも ACP の開始を考慮すべき，一方で，ACP は意思決定能力を有する人を対象とする，本人が意思決定能力を有すると判断された場合でも，本人が言語化したことは，「気持ちのなんらかの表現」であり，本人の意向そのものでないことも多く，医療・ケア従事者は，本人が言語化した「意向」の背景に思いをいたすことも大切，と記載されています．そして，ACP の実践者は，本人・家族等，本人にかかわる多職種の医療・ケア従事者である，と記載されているのです．当たり前ですが，ACP の実践者に，本人が含まれるのです．また，代弁者は本人の意向によって選定されることが望ましい，代弁者とて医療行為の同意権を有しているわけではない，とも記載されています．

　（A）から（C）本人の意思をくみとれる時期のこの言動から，X−2年，X−1年の時点では，部分的に低下していても，弘子さんは意思決定能力を有しており，ACP の開始を考慮すべきでした．例えば，「自分のことは自分で」「長男と孫に会えたよ」「嫁さんが好物を料理してくれた」「桜を花見した」「犬がしっぽを振ってね」「遅くまで働いてないで休みな」「仕事も大切だけど身体が一番」「私は形のない食事なんて食べない」「こんなの嫌」「自由に身体が動かない」「死にたい」など，本人は思いの欠片を表現できていました．一方で，X年以降，こういった表現がぐっと減りました．老健職員は，おおまかに本人の意向や価値観などを理解しているつもりでも，弘子さんを中心に，代弁者と一

緒に，ACPを実践できていなかったという後悔が残ります．

推奨：「息子さんやお孫さんと会えたのですね」とか「お嫁さんが好物を料理してくれたのですね」などと反復し，「どんな話をしましたか」とか「どんな料理を食べましたか」と言葉を紡げば，代弁者についての対話につながるかもしれません．あるいは，「いざというときに弘子さんが頼りたい人は誰ですか」と問いかけ，もし，長男が代弁者なら，「息子さんはそのことをご存知ですか」と言葉を添え，もし，長男がそのことを知っている，ということなら，「弘子さんはそのことを息子さんと話し合ったことはありますか」と展開してもいいですね．ケアに対する拒否表現に対しては，「こんなの嫌と思われているのですね」「自由に身体が動かないと思われているのですね」「死にたいと思われているのですね」と返します．そのうえで，弘子さんの次の言葉を待ってもよかったかもしれません．「もしよろしければもう少し気持ちを聞かせてくれませんか」もよいと思います．ACPコミュニケーションにおいては，語ってもらうための聴くスキルが重要なのです．

2. 弘子さんが「最期までどのように生きたいか」を把握するために，どのような対話が必要だったでしょうか？　医療・ケア従事者はどのように声をかければよかったでしょうか？

　「提言」には，現在進行形のプロセスであるケア・プランニングとACPを連続的なものとみなす，と記載されています．

　（A）から（C）本人の意思をくみとれる時期に，日々のケアで行われる，現在進行形のプロセスであるケア・プランニングをするなかでの，何気ない対話が大切です．老健での日々のケアとは，食事・排泄・入浴など，多忙なケア・プランニングのなかで，本人の思いの欠片を受け止めていくことです．食形態，排泄方法，清潔ケアなど日々のケアを行いながら，思いを受け止めていくことは，「最期までどのように生きたいか」を把握するための基本です．しかし，それだけでは，将来の医療・ケアの選択の話題には繋がりませんので，さらなる声かけも必要です．

推奨：意思表明できる時期であれば，「口から食べられなくなったとき，どうしたいか考えたことはありますか」「身体が自由に動かないとき，気がかりはありますか」「誰に相談したいですか」などの声掛けがきっかけになります．代弁者との対話では，「ご本人だったらいかがでしょう」などもよい声かけです．その延長線上に，将来の医療・ケアの選択があるのです．老健らしいACPは，日々のケア・プランニングをしながら，本人の思いの欠片を集め，その延長線上で，時と場にあった声かけによって，将来の医療選択の対話につなげていくことが理想です．

3. ACP ファシリテーターは誰でしょうか？　これは，ACP を促進する中心的な役目は，病院にあるのか，在宅や介護施設のような生活の場にあるのか，という問いとも関係します．

「提言」には，ACP ファシリテーターは，職種に限らず，本人の心身の状態と療養の場によって，医療・ケアチームの中で最も適任な職種・スタッフが務めることが望ましい，高齢者にとって医療とケアは連続的なものであり，高齢者医療と介護の領域において幅広く適用されるものである，と記載されています．

本人の意思がくみとりにくい時期には，ACP ファシリテーターの役割が増してきます．

（D）病院は経鼻胃管一択でお願いしていますが，これはコミュニケーションではありません．職種に限らず，本人の心身の状態と療養の場によって，医療・ケアチームの中で最も適任な職種・スタッフこそ，ACP ファシリテーターなのです．一択という言葉をそれだけでスルーしてはいけません．

（F）長男は，医師から言われるとそれが一番と思ってしまっていた，と発言しています．医療面のみ考え，患者の事情を念頭に置かない場合，ACP のプロセスとして褒められたものではありません．長男曰く，老健の相談員の話を聞いて，治療的には，経鼻胃管をすることは希望したいが，それ以上は自然な形で慣れた老健に帰りたい，そう述べています．この会話から，それまでの**共同意思決定**（shared decision-making: SDM）が不十分だったといえると思います．

推奨：「病院としては，経鼻胃管が最善だと考えているのですね．それは，治療としての経鼻胃管ですか，それとも，いわゆる延命としての経鼻胃管ですか」，と尋ねることで，経鼻胃管が本人の推定意思にそっているか検討できると思います．

私たちは，本人の思いを聴きとっています．それをお伝えする時間をいただけないでしょうか，と声かけしてもよいでしょう．施設は，生活の専門職として，ACP ファシリテーターになれると思いますし，SDM にも役立てると思うのです．

4. 本人・家族等の QOL を改善するために，医療資源に関する適切な情報提供が必要ですが，事例ではどんな情報が不足していたでしょうか？　そこに横たわる倫理的な問題は何でしょうか？

本人の意思がくみとりにくい時期になると，多くの倫理的な問題に直面します．

（D）から（F）老健に戻れるかという病院からの問いかけに続いて，老健では経鼻胃管はできないこと，食べられるだけでよいなら老健で受け入れられること，本人の意思が大切だと思うことを，老健の相談員は主張しています．栄養不十分で，食べられるだけでよいというのは倫理的に問題だと，病院の MSW は主張しています．**この対話には，3 つの改善点があります．**

1 番目は，老健では経鼻胃管ができないことは共有されていますが，その理由が共有されていません．老健では病院と比して，経鼻胃管の交換後の画像診断ができないなど技術

的な問題もあります．それに，身体抑制なしでの経鼻胃管の自己抜去リスク，経鼻胃管が誘因でせん妄を生じるリスク，経鼻胃管による誤嚥のリスクなど，医療依存度とともにリスクが増すのです．また，老健は，リハビリテーションをして自宅復帰を目指すことと人生の最終段階に看取りをすることの両方を得意としています．しかし，**医療依存度が増し病院受診の可能性が高まる事例を得意としていません**．なぜなら，老健入所中の病院受診は，保険診療の範囲外で，老健の実費負担となるからです．老健は，医療に制限のある地域資源であることを伝えるべきです．

　2番目は，本人の意思の重要性です．老健の相談員は本人の意思が大切であることを主張していますが，**病院の MSW との対話ではそれが対話の中心にありません**．老健で数多く表現された，弘子さんの思いの欠片を共有する場を持つべきです．それが弘子さんの意思推定に役立ちます．

　3番目は，MSW が倫理的な問題について言及していますが，その議論が十分ではありません．MSW は栄養が不十分なまま経鼻胃管をしないことのみをもって倫理的に問題だと言っていますが，それは，誤りです．この情報では判断できない，が正解です．では，必要な情報は何でしょうか．それは，本人の意思ないしは推定意思，そして，医学的な益と害についての情報です．前者において，明確に経鼻胃管を拒否しているならそれなしでも倫理的に問題はないと判断します．後者については，治療目的の経鼻胃管については，一時的に薬と栄養でサポートすれば食べられるようになる可能性が示唆されているので，一定程度の益はあります．専門職間の対話で，治療目的なのか，それとも延命目的なのかが共有されていれば，より倫理的な判断になったことでしょう．

推奨：本人の意思，推定意思を中心として対話をしようと提案することです．老健職員がもっている弘子さんの思いの欠片を伝えるべきです．もし，病院側が，「本人は認知症のため，自分の意思が言えない」と断言したら，「私たちは事前の本人の意思を知っています」，あるいは「調子が良いときは，本人はお話できますので，もう一度，ご本人の意思を聞いてみませんか」と提案してもよいです．また，「経鼻胃管は，治療目的でしょうか，それとも延命でしょうか」と尋ね，改善可能性の議論も含めて，話し合ってもよいかもしれません．そして，治療目的であれ，延命目的であれ，改善の可能性によらず，本人が望まない医療処置は行わないことが倫理的であることを共有すべきです．

5. 事例全体通じて，医療・ケア従事者が，声をかけるタイミングについて，どのように判断すればよいでしょうか？

　（A）から（C）などでは，おおまかに本人の意向や価値観などを理解していました．しかし，それを言語化できていませんでした．ACP を行う第一のタイミングは，本人や代弁者家族がその思いについて語ったときです．そこで，語りの背景にある気持ちを深く聴きとる過程で，将来の医療・ケアの選択に話題を展開していくことです．

　（A）（F）のように，**生活機能が改善したとき，期間限定トライアルを計画したとき**も，

ACP の好機です．なぜなら，悪いときの実感が残っているため自分事として考えやすい，あるいは，最善を尽くした結果なら差し控えの医療・ケアも受け入れやすいからです．

推奨：上記のようなタイミングで，ACP コミュニケーションの基本どおり，もう少しお気持ちを教えていただけませんか，とか，万が一同じ状態になったらと考えたことはありますか，などと，本人や代弁者に，問いかけてみてください．

まとめ

　私たち老健職員は，本人・代弁者家族の思いの欠片を言語化して，病気のみにフォーカスしがちな病院にも伝えていくことが求められます．

　老健職員は本人の思いの欠片をキャッチすることが得意でしょう．本人の意思をくみとることが可能な時期に，そうしてキャッチした思いの欠片を会話の出発点にして，傾聴を基本とし，将来の医療・ケアの選択の話題に繋げることをお勧めします．

　その時期を過ぎてしまって，本人の意思がくみとりにくい時期になった場合ですら，本人の意思を推定する際，倫理サポートのスキルを持ちながら，老健は役割を果たすことができます．

　本章が高齢者施設において ACP をすすめようとしている皆様のお役に立てば幸いです．

【文献】
1)　日本老年医学会：ACP 推進に関する提言．2019（https://www.jpn-geriat-soc.or.jp/press_seminar/pdf/ACP_proposal.pdf）．

（西川満則・山本梨恵・田中貴美）

10——特別養護老人ホームにおける ACP

事例

　貴子さん（仮名）：女性，76歳．レビー小体型認知症．35歳で夫と離婚し，長女と長男を一人で育てた．45歳で父が経営していた街の不動産屋を継いで社長を務め，常時2～3人の社員を雇用していた．社員に対して仕事には厳しかったが，ねぎらいの言葉をかけたり，食事をごちそうしたり，配慮もある人だった．頭の切れる人で，経営上の判断も早く，経理もこなした．しかし，70歳頃から計算間違いや顧客との約束を忘れるなど，ミスが増えるようになり，就寝中に怖い夢を見て大声をあげて飛び起きるなど，本人自身も不安になり受診し，レビー小体型認知症と診断された．

X－4年　72歳で仕事を引退．一人暮らし．長男，長女はそれぞれに家庭があり，しばらく介護保険の居宅サービスを使いながら，**(A)**　きょうだいで協力して通いで介護をしていたが，「大きな虫がいるので退治してほしい」と隣人宅に駆け込む事件があり，かねてから申し込んでいた特別養護老人ホーム（特養）に入居することとなった．**(B)**

X－3年　特養では入居時に生活相談員が看取りケアを提供していることを説明し，人生最期のケアについてどのように考えているのか，長男と長女に確認したところ，「これまでそのようなことを考えたことはなく，母とも話はしていない」との回答だった．生活相談員は今後，時期は分からないが，必ず方針を決めなければならないタイミングは来るので，2人で考えていてほしいとお願いした．**(C)**

　貴子さんは入居直後は落ち着かない日もあったものの，施設の生活になじみ，背筋をピンと伸ばして廊下を歩き，手を動かしていない職員を見かけるたびに，「あなた，怠けてるわよ，クビよクビ」と怒鳴りつけたり，ステーション内にいる職員に向かって「今日はお得意様がいらっしゃるの．極上の蕎麦の出前を取って頂戴」など，社長ぶりを発揮していた．**(D)**

X年Y－6月　入居後2年半ほどして転倒し，骨折して入院し，退院後は寝たきりとなった．**(E)**

X年Y月（今月）　医師からは看取り期との診断はなかったが，急激にADL（日常生活動作）が低下したため，サービス担当者会議を開催し長男と長女も同席した．**(F)**

　特養の介護支援専門員（ケアマネジャー）が，「お母様もだいぶ機能が低下してきました．人生の最期のケアの方針を考えておきたいと思います．お母様は，どのような最期を迎えたいと思われているでしょうか」と長女と長男に尋ねた．

長女「母と話したことがなかったので，どうしたいかは分からないのですが，自律心の強い人で，人の世話にはなりたくないというのが口癖でした．寝たきりの時間が長くなるのは，本人も好まないと思います」．

　　長男「母は，子どものころから大人になってからも，私たちと一緒にいる時間はほとんどありませんでした．育ててもらった感謝はありますが，どうしてほしいのかと言われても，僕にはわかりませんし，決められません」．

　　この会議では，エンドオブライフ・ケアの方針は決まらなかった．(G)

解説

　特別養護老人ホーム（「特養」）の入居者を対象にした ACP は，本人の認知機能の低下や身体の状態悪化が進行してから，ケア従事者が出合うことが多いため，展開が難しいことが少なくありません．この事例では，本人・家族等とどの場面でどのような対話をし，本人・家族側に情報提供したり支援したりすることができるでしょうか．本人を人として尊重した意思決定支援を最期まで行うために，医療・ケアチームはどのように本人・家族等に声をかけ，対話を進め，多職種で連携していけばよかったでしょうか？

1. 認知症になり，自宅で介護を受けていたときの選択場面では，どのようなエピソードがあったでしょうか？

　認知症の初期段階は，自分で生活上の様々なことを選択することができます．特に，レビー小体型認知症は進行しても記憶力が保たれていることが多く，自分で判断できる状態が長い場合があります．貴子さんは，現役時代に社長をしており，長男と長女も通いで介護をしていたことから，日常生活の多くの場面で，本人が選択していたと思われます．

　たとえば，（A）の時点で，介護サービスはどのようなケアプランで提供されていたでしょうか．デイサービスなど人と会ったり，活動的な過ごし方だったのか，それとも自宅で訪問サービスを受けることを中心にしたプランだったでしょうか．デイサービスには楽しそうに行っていたのか，何をしているときが楽しそうだったのか，そのような情報が貴子さんの最期をどう過ごしたらよいのかを考えるときのヒントになる可能性があります．家族がどう受け止めていたのか，家族の視点から，その時期の過ごし方や介護サービスの選択の仕方を確認しましょう．

　また自宅にいる間，体調不良などで入院したことはなかったでしょうか．そのときの病院内での過ごし方も，医療に対する考え方を把握するのに役立ちます．点滴を抜いてしまい，拘束された，大声で騒いで早めに退院した，などのエピソードがあれば，貴子さんにとって病院は居心地の悪い場所である可能性があります．その場合は，今後のケアの選択の中で，入院は可能な限り避けよう，といった判断をすることができます．

　家族は通いで介護していたので，日常の様子を十分把握していないようであれば，介護支援専門員や，介護サービス事業者に確認することも可能です．入居時に（B），担当の

介護支援専門員から当時を遡って聞いておくとよいでしょう．担当の介護支援専門員が変わっているようであれば，遡れるところまででよいので聞いておきましょう．

2. 入居を開始するときに，「看取りケアの意向確認書」に署名をもらう必要があるでしょうか？

　看取りケアを提供する施設は，看取りの意向確認書に家族の署名をもらうことを，定型業務としているところが多いです．看取りケアに向けた方針をある程度確定させる意味で，その過程を踏んでおく方がよいでしょう．ただし重要なのは，「署名をもらう」ことではなく，家族が貴子さんの人生の最期をどう捉えているかを確認することです．署名をもらうことだけに焦点を当てるのではなく，これからの人生をともに支える仲間として，家族の考え方を知る機会にすることが重要です．

　（C）の場面では，考えておいてほしいとお願いするにとどまっています．家族との関係ができないうちに，踏み込んで話をするのが難しい場合もあるでしょう．「決める」ことを強制するのではなく，どのように考えておけばいいのか，考え方を提示するのはどうでしょうか．前述の1に書いたように，過去の貴子さんの選択を思い出せるような問いかけをしてみると，長男や長女が考える方向性が定まります．医療の選択にまつわるエピソードや介護サービス利用についての本人の意見などが思い出せるような質問をしてみましょう．

　また，入居開始時点での確認書にとどまらず，家族が貴子さんの将来について考える機会を提供し続ける必要もあります．特養への入居はその後の入居者の生活を，家族が考えるよいきっかけになりますが，その後も引き続き家族だけで将来についての話し合いをするのは難しいことです．看取りが必要になってから，方針を決める会議を設けるのではなく，日ごろのサービス担当者会議に長男・長女両者に加わってもらい，そのときのケアプランを話し合うことに加えて，貴子さんの最期をどう支えるか，一緒に考える機会にすることも一案です．施設内での貴子さんの社長ぶり（D）も共有しながら，笑いと涙の混じる会議になるかもしれません．施設職員と家族とのエピソードの共有は，一緒に貴子さんを支えていく雰囲気を作り，そして一緒に人生の最期を支えるチームになっていくのに役立つと思います．

3. 施設での生活ぶりの情報を ACP に生かすことができるでしょうか？

　認知症になって特養に入居される方には，それまでの過ごし方と同じ部分と異なる部分がみられます．異なる部分は，認知症の症状として問題視され，施設内での生活や家族への連絡に使われる情報になりますが，その人らしさを表す以前と同じ部分は，施設内での生活に問題とならないときには，家族と共有しない傾向があります．貴子さんは，背筋をピンと伸ばして，施設内を歩いています．家族によれば，社長時代から人から見られることを意識し，常にスーツをきちんと着こなし，人前でその姿勢を崩したことはなかったそ

うです．今，貴子さんは認知症のせいか，洋服の選択はちぐはぐなこともありますが，その日に着る洋服を自分で選択しています．

社員の仕事に対しての厳しさは，特養の職員に対する態度に表れています．職員は貴子さんの会社の社員ではないので，怒られる必要はないのですが，職員も貴子さんから怒られると，その世界に入り「すみません．これから気を付けます」と言って，コミュニケーションをとるようにしています．事務職員も，貴子さんの目の前で蕎麦屋に電話するふりをして，「出前を頼んでおきました」と伝えたりします．職員も，貴子さんの世界に触れながら一緒に過ごすことによって，貴子さんの人生の最期がどうあればよいのか，家族とともに推定する役割を担うことができます．

貴子さんの認知症が進行するとともに，症状の現れ方は様々になりますが，貴子さんらしさが表れている側面を家族と共有できれば，家族も職員も，認知症があっても貴子さんであり続けることを実感することができます．その延長線上に，人生の最期の選択があると考えます．

4. 入院している間にできることはないでしょうか？

認知症の人にとって入院は，状態悪化のリスクの大きい出来事です．骨折の手術がうまくいったとしても，リハビリがうまくいかなかったり，入院中の過ごし方によっては，結局歩けなくなることも少なくありません．認知症が進行し，BPSD（認知症の行動・心理症状）などの症状が悪化することもあります．こうした可能性を家族と共有し，入院後の生活について，あらかじめ話すことは ACP の機会になります．（E）

退院の時期は，医療的な判断であり，病院の決定ですが，退院後に施設に帰ることができるか，最終的に看取りの場はどこになるのかなどの生活の方針が決まっているかどうかが，退院時期に影響する場合もあります．認知症が進行すると入院期間が ADL 低下や肺炎罹患のリスクと関連します．事前に ACP ができていれば，家族から入院先の医療機関にその方針を伝えてもらい，退院時期の決定の参考にしてもらえるかもしれません．または家族から了解を得て，その方針を特養から医療機関に伝えることによって，医療機関と連携した ACP を実施することができるかもしれません．

家族が，入院中の貴子さんの様子を見ることは，貴子さんが今後どこで過ごすのがよいのかを考える情報にもなります．病院の環境で，貴子さんが過ごしている姿が，人生の最期まで続くのがよいのか，それとも特養に帰るのか，または自宅に帰ることが本人らしさを発揮できると考えるのか，その後の生活を予想しながら，本人にとって最もよい居場所がどこかを考えることができます．

そのためには，貴子さんの人生の最期にどこで過ごすのがよいのかを，入院中に考えられるようにするための問いかけが必要です．特養から，入院中の様子伺いの連絡をとるときなどに，退院後の生活を考える機会にしてもらえるような質問をしてみましょう．家族によっては，回復を期待して，退院を待つ場合もあります．今の状況から予測できる今後

の状態変化を家族に伝えた上で，どこで生活するのが本人にとってよいのか，一緒に考える姿勢を伝えましょう（医師ではない立場であるため，今後の状態予測を伝えにくい場合があります．そのときは，「自分がこれまでに経験したケースでは」と例示してお伝えしましょう）．

5. 人生の最期のケアについて本人が決めることができない場合に，代理で家族に決めてもらっていいのでしょうか？

　特養入居者は，貴子さんのように認知症が重度化し，身体状態も低下して寝たきりになって最期を迎える方が多くいます．人生の最期のケアを決めるときには，本人が意見を言うことは，ほとんどできなくなっています．ケアの内容を決めるとき，どうしても家族に代わりに決めてもらいたくなります．（G）

　これは，最期の段階だけに限ったことではありません．施設で生活しているのは本人なのに，ケアプランの内容は，主に家族を対象に説明されたりします．本人は聞いても分からないという理由で，説明の場にいないこともあります．本人も家族も，そのことに対して違和感を申し立てることもなく，特養でのケア内容を決めるのは家族であるかのように感じてしまいがちです．こうして，特養内で暮らす入居者の生活を決めるのは家族，という関係性が出来上がっていきます．

　このような関係性ができてしまうと，最期の場面でも，当たり前のように家族が決めることになります．しかし違うのは，それまでは特養の介護支援専門員が立てたケアプランの説明を聞いて，了解する，という手続きだったのが，最初から「どうしたいですか？」と聞かれることです．家族とはいえ，自分ではない人の生死を左右する決定を，求められることになります．家族は躊躇し，決定できない事態になります．キーパーソンを一人に決めることは，特養の情報交換窓口が一本化できていいのですが，選択に関与できない家族から，選択した後で覆すような意見が表明される可能性があります．

　こうした状況を防ぐためにも，入居直後から，本人を交えて，家族と一緒にケアプランの内容を確認するようにしてみるのはどうでしょうか．そしてその場で，この先どうしたいのかを，本人や家族に聞いてみるようにしてみましょう．本人は，黙ったままであったり，「任せる」と言うだけかもしれませんが，同席してもらうことに意味があります．貴子さんに同席してもらうことによって，貴子さん自身の生活を考えているという意識が，本人にも職員にも家族にも生まれます．

　そして，その場で将来希望する生活の場についても聞いてみましょう．「自宅に帰りたい」と言われると困る，という意識もあるかもしれません．その都度，自宅に帰るのは難しいという現実を突きつけることに躊躇があるかもしれませんが，自宅に帰れないのであれば，代替案を特養で可能にする手段は何があるかを考える機会にするのもいいかもしれません．

　その延長線上に，貴子さんがどのように人生の最期を過ごしたいと思っているのかが見

えてきます．自宅に代わる環境（たとえば，家族と一緒に過ごす時間を作る，食べたいものを持ち込むなど）を，施設で整えられるのであれば，できるだけ施設で最期を迎えたいという希望が見え，その先に，できるだけ苦痛なく，施設内でできる範囲での医療やケアを選択するという結論になっていきます．その過程を職員と家族とがともにたどれるようにすることで，家族に丸投げするのではなく，本人の推定意思を，一緒に考えることができるようになると思います．

　特養の ACP で最終的にめざすのは，本人がこれまで生きてきたように，最期まで生きることができる（できた）と，周囲の人たちが納得することだと考えます．貴子さんの人生のストーリーを家族と施設職員が共有し，看取る過程の貴子さんのベッドサイドで，家族と施設職員が「こんなことがあった」「そういう人だったね」「そうだよね，お母さん」と語り合うことができる，そして，看取った後で，家族と施設職員がお互いに「貴子さんらしい最期でしたね」「ご家族も頑張りましたね」とねぎらい合えることが，特養でのACP の成果ではないかと考えます．

（島田千穂）

11——歯科医師・歯科衛生士がどのように関わるのか

事例

　87歳男性　沼田（仮名）さん　6年ほど前から，物忘れや時間の見当識障害が目立つようになり，大学附属病院の物忘れ外来を受診．アルツハイマー型認知症の診断を医師から告げられた．もともとしっかりした性格であったが，妻が他界してから徐々に認知症の症状が進行し，現在は長女夫婦と同居して，なんとか生活している．内科や認知症に関しては，長女が介助して近隣クリニックに通院している．この数年は歯科医院への受診はしていないが，認知症発症前は，かかりつけ歯科医に定期的に受診するほど歯には気をつけていた．現在，収入は公的年金のみであるため，長女家族が足りない生活費を補助している．以下，歯科受診までの経過である．

X−2年3月　数年前から，以前は熱心におこなっていた歯磨きを忘れるようになり，それまで定期的に通院していた歯科医院からのリコールはがきにも応じなくなった．(A)

　家族が歯科医院へ受診していないことを指摘した際，「昨日行ってきたよ」と答えたが，実際には受診していなかった．

X−2年10月　右頬をおさえて，食事が進まないことがあった．「歯が痛いの？」と聞いても「痛くない」と答えるのみで，頬の腫れなどは見られなかった．数日すると何もなかったかのように食事をとるようになったので，家族はそのままにしていた．

X−1年5月　孫が洗面所で，歯の被せものが落ちているのを見つけた．他の家族では該当する人がいないので，沼田さんのものと考えられたが，本人に問い詰めても頑なに違うと言い張る．また，長女が口腔内を見ようとするのを，沼田さんは強く拒否し，見せてもらえなかった．

X−1年11月　それまで家族と同じ食事を食べていたが，ものによっては口から出してしまうことが多くなった．理由を聞くと「硬くて嚙めない」と返事をしたので，長女は沼田さん用にやわらかい食事を作るようになり，それならば食べるようになった．

X年6月　沼田さんから強い口臭がすることに長女が気づく．孫は以前から沼田さんに口臭がすることに気がついていたという．歯科医院へ行くように長女は沼田さんに言うが，沼田さんは固く拒否する．

X年8月　孫が夏休みのため，夏休みの間だけデイサービスを利用したが，デイサービスの職員から，沼田さんの口の中が虫歯で大変な状況になっているので，歯科受

診するようにとの連絡があった.

X年9月 長女が嫌がる沼田さんをつれて,かかりつけ歯科医院へ受診した.（B）

歯科ユニット（治療台）に座りはしたものの,歯科医師が診察しようとしても,口を開けないばかりか手を出して抵抗した.それでもなんとか口の中を診察してもらったところ10本以上虫歯があり,なかには重度の虫歯や歯周病で,痛みがあれば抜歯が必要な状態になっている歯もあることが判明した.受診した歯科医院の歯科医師からは,治療が必要だが拒否が強く,その歯科医院では治療できないので,専門医療機関を受診するように説明された.

X年10月（現在） 紹介された専門医療機関（障害者歯科センター）に受診.歯科医院に受診したときと同様に拒否が強く,歯科医師の診察に抵抗したが,なんとか口の中を観察してもらえた.歯科医師からの説明は,虫歯が重度なところが多く,十分な歯科治療をおこなうためには,全身麻酔を使用して抵抗を減らした状態で複数回治療する必要があると告げられた.高齢なことと持病のなかに高血圧もあり,全身麻酔を多用して歯科治療をおこなうことは,身体にも負担が掛かることがあると言われた.（C）

帰宅して,長女は家族と今後の方針を相談したが,夫や孫からは以下のような意見が聞かれ,長女は迷ってしまった.

夫「おとうさんは年だから,全身麻酔までして治療しても,身体がもたないんじゃないの？　それに歯の治療にはお金もかかるし,大丈夫なの？」

孫「おじいちゃんは歯が自慢だったし,硬いおせんべいが好きだったから,また食べられるようにしてあげてよ」

長女としては,以前のようにしっかり食事ができるようにしてあげたいと思っている.また,認知症になる前の沼田さんは歯を大切にしており,多少の治療費がかかっても良い材料で治療をしていたので,多少無理しても治療してあげたいと思っている.しかし,歯科診療室で人が変わったかのように抵抗する沼田さんをみて,「こんなに嫌がるのだったら,無理して治療しなくてもよいのではないか」とも思うことがあり,気持ちが揺らいで決められないでいる.

解説

認知症を有する高齢者では,この事例のような展開になってしまうことが少なくありません.この事例ではどの場面で,どのように,本人・家族側に情報提供したり支援したりすれば,異なる展開があり得たでしょうか.本人を人として尊重した意思決定支援を最期まで行うために,医療・ケアチームはどのように本人・家族等に声をかけ,対話を進め,多職種で連携していけばよかったでしょうか?

1. この事例のなかで，本人の意向はどのように表現されているでしょうか？　本人の本当の気持ちを推測してみましょう.

1)　沼田さんが歯科医院へ足繁く通っていたのは

　　周囲が歯科治療に関してあまり関心を持っていなかったり，詳しくなかったりして，気がついたときには手遅れの状態になってしまう高齢の患者さんは，そう珍しいことではありません. それ以上に「虫歯になったら歯医者さんに治療してもらえばよい」という考えも根強く，重症な状態になってから，「なんとかしてほしい」という本人・家族もいらっしゃいます. 事例でも示されている通り，一度崩壊した口腔内の状態をもとに戻すには，膨大な時間や危険が伴ううえに，認知症で自立した口腔清掃能力が低下していると，その治療効果は半減してしまいます. そのような情報はあまり知られていないことや，当事者にならないと真剣に考えられないということもあり，事例のような状態になってしまうものと思います.

　　さて，沼田さんの本当の気持ちを推測してみましょう. 沼田さんが認知症になる以前から歯を大事にしており，歯科医院へ通っていたのは，歯の治療が好きだったからでしょうか. そういう方はあまりいらっしゃらないと思います. 逆に歯科医院へ頻繁に通う方の多くは，メンテナンスをしっかりおこない，歯の健康を保つとともに，「歯の治療をできるだけ受けたくない」と思っている人が大半です. あの「キーン」という歯を削る器械の音を聞いただけで歯が痛くなるという方はたくさんおられます. できればそのような治療は受けたくない. だから歯科医院へ定期的に通って，虫歯や歯周病が進まないようにケアしてもらっていたのではないでしょうか. すると，歯の治療を受けさせようとしても，抵抗することは，もともと沼田さんの持っていた気持ちとなんら変わらないと考えられます.

2)　沼田さんが歯の治療にお金をかけていたのは

　　歯の治療は，混合診療という特殊な診療形態をとることがあります. 簡単にいうと，歯の内部治療は健康保険を使って，被せものや詰めものなどには自費の材料を使う，保険と自費の混合診療ということです. 長女さんの記憶している沼田さんが，多少のお金がかかっても良い材料で治療していたというのは，おそらく被せものや詰めものに使う材料を保険適用外の良いものにしたのではないかと思います. 保険適用外の良いものは，外観的に自然な歯に近いものとして選ばれる場合もありますが，良い材料で治療しておくと耐久性が向上し，再治療の確率が下がるというメリットもあります. ここでも沼田さんは多少の治療費がかかっても，再治療を避けたいと考えたのでしょう. 長女さんから「しっかりした人」という評価を得ているのも，お金をかけるほうがよいところにはお金をかけ，その分余計な再治療でお金をかけないように考えていたということが推察できます. このことからも，沼田さんは「歯の治療はできるだけ受けたくない」という意思があったと考えることができます.

　　沼田さんはしっかり者であると長女さんは理解していたのですから，しっかりしている

頃の沼田さんがどのように考えるか，長女には想像できた可能性があります．その考え方を支援するには，専門家である歯科医療関係者からのアドバイスが最も効果的です．リコールはがきに応じて家族から歯科医院へ連絡が来ていれば，歯科医師や歯科衛生士から，沼田さんの以前の歯に対する思いを，ご家族に説明できていたかもしれません．

2. 本人・家族に医療・ケア従事者が声をかけるタイミングについて，どのように判断すればよいでしょうか？　また，どのような言葉をかければよいでしょうか？

（A）　歯科医院からのリコールはがきを見た時点

　X－2年3月に歯科医院からのリコールはがきを見た時点で，家族が沼田さんに「歯医者さんにケアをしてもらいに行きましょう」と言っていたら，この流れは変わっていたかもしれません．いま現在でも，歯科医院へ治療を受けに行くのではなく，通いなれた歯科医院へ「歯のケアを受けに行こうよ」と説明すれば，沼田さんの抵抗も幾分減るのかもしれません．特に認知症があっても，通いなれた歯科医院へ行く道すがら，その馴染んだ風景を眺めることでも，昔の記憶が戻ってくる可能性があります．事例でも，かかりつけ歯科医のもとでは，歯科ユニットに座ることまではできています．

　歯科医院側も一歩踏み込んで患者さんのことを心配していれば，流れが変わっていた可能性はあります．それは，ACPを意図して患者さんの話を聞くということではなくても，長年通院してくれていた患者さんの行動を通して，患者さんの思いを受けとめる必要があったのではないかということです．特定の年齢以上の患者さんが来院しない場合，認知症や全身状況の変化による通院困難の可能性を考えて，電話連絡をいれるなどの対応があったなら，もっと早く受診につながったかもしれません．それがかかりつけ歯科医機能です．

　歯科医院が少なかった時代には，家族全員が同じ歯科医院へ受診しているという事例が多く見られました．家庭の子どもが受診したとき，歯科医師や歯科衛生士が，「最近おじいちゃんの姿を見ていないね．どうしたの？」と言葉をかける姿は日常的にみられました．しかし，歯科医院が増加し，それぞれのライフスタイルで家族が別々の歯科医院に受診することが増えた現在では，別の方法でかかりつけ歯科医機能を果たす必要があります．今回の事例ではリコールはがきに応えなかった時点で，なんらかの変化を歯科医療関係者が感じとることが，かかりつけ歯科医機能であることは前記しました．すべての患者さんに対して電話連絡する必要はありませんが，普段からかかりつけ歯科と決めて通院してくれる患者さんのなかで，高齢で行動パターンが分かっている患者さんには，注意の目を向けるべきだと思います．歯科医療関係者はそのような患者さんが発するごくわずかな変化を見逃さないように注意すべきです．

（B）　家族が困って本人を連れて歯科受診してきた時点

　認知症があることを問診で知っている歯科医師は，時間をかけて診察する必要があります．認知症の原因疾患によっては，症状の改善は見込めません．歯科医師はそれを充分理

解し，沼田さんの口腔衛生状態が家族のケアだけでは維持できないことも考えなくてはなりません．家族はそのことについてまったく知識がないため，歯科医院での治療で問題を解決することだけを考えます．そのため，治療をしてもらうことを最優先に考えがちですが，認知症をもつ患者さんの口腔に関して，今後の見通しを含めて，専門家である歯科医師や歯科衛生士が家族に分かりやすく説明することで，家族としては治療以外の選択肢を受け入れやすくなります．

　歯の治療をするということは，どんなことなのか．治療を行うために全身麻酔を用いたり，抑制したりすることにはどんな危険性が伴うのか．そして危険を冒してまで治療をおこなっても，その後のケアが十分できないと，治療効果はほとんど期待できないことなど，わかりやすく説明することで家族の不安は和らぎます．この事例ではそのような情報提供を十分行ってから専門医療機関への受診を選択肢として提示すればよかったと思います．

(C)　全身麻酔とそのリスクの説明がされた時点．このときの選択肢について，どう考えればよいでしょうか？

　歯の痛みがあって食事がとれないような場合は，全身麻酔を使ってでも治療を行い，その痛みを除去しなくてはなりませんが，認知症があって治療に対して抵抗する場合には，根本的歯科治療は積極的に行わないという選択肢もあるのです[1][2]．つまり医科の緩和医療と同じ方向性です．たとえば，これががんだったらどうなのでしょうか．もう治療をしても治癒が期待できず，治療することが本人に対してより大きな負担となる状態であれば，治療せず緩和医療を中核として対応することは適切な選択肢となります．沼田さんの場合，認知症が進んでいるため，たとえ全身麻酔を使って歯科治療を行っても，以前の状態に戻すことは困難です．また，なんとか治療したとしても，自立した口腔清掃が困難な状態では，すぐに元の状態（虫歯のひどい状態）に戻ってしまうため，思ったような治療効果は得られません．

　しかし，それでは「医学的に治療が可能な患者さんを見捨てることになるのでは」と考える人もいるでしょう．

　全身麻酔をしてでも治療を受けるかどうかを決めるのは，患者さん本人です．今は認知症があり意思決定能力が不十分でも，認知症になる以前にどんな考え方を持っていたのかを家族が推測することで，本人の意思決定に近い結論が出せると思います．事例の場合，かかりつけ歯科医はそのような沼田さんの言動を理解していたはずですから，その言動から考えられる沼田さんの思いを家族に伝えることが意思決定支援につながると考えます．

3. 歯科医療の選択肢提示と意思決定支援の方法

　医科では，認知症で本人が医療選択をできない場合，時間をかけて家族との医療面接をおこなっています．その際，「医学的に正しい選択肢」だけでなく，考えられる選択肢を同列に示します．そして，それらを家族が検討するときに，できるだけ「本人だったらど

うしたいか」を考えられるように支援します.

　この事例の場合，歯科医師は時間をかけて家族と話し合い，治療やケアの選択肢を提示し，そのメリットとデメリットを充分説明することができれば最良です．その際，家族が「治療してほしい」と言ったら，その「治療」のゴールはどこにあると家族が思っているのか，家族と対話し，知る必要があります．孫のいう「硬いおせんべいを食べる」ということは，全身麻酔をかけて根本治療をおこなうということになります．その選択肢も提示はできますが，それを選択すると，本人の心身への負担が非常に大きくなることも説明されるべきでしょう．すでに高齢になり，治癒が困難な疾患を有しているケースでは，「痛くないように，苦しくないように」という選択肢が最も望ましいことが多いです．この事例でも，「歯が痛くならないように，通院してケアを受けたい」という沼田さんの意思は推測できますから，家族への説明として，継続的にかかりつけ歯科医に受診し，沼田さんが心地良いと思うケアを中心に実施して，これ以上の悪化をできるだけ防ぐという方法が主に提示されるべき選択肢になると考えられます.

【文献】
1）　日本老年歯科医学会編：認知症の人への歯科治療ガイドライン．医歯薬出版，2019，pp. 70-73, 84-85.
2）　佐藤裕二，植田耕一郎，菊谷武編：よくわかる高齢者歯科学．永末書店，2018，pp. 92-93.

（阪口英夫）

リビング・ウィルが尊重されなかった事例

事例

　和夫さん（仮名）：73歳，元会社役員．妻と長男家族（子ども1人）と同居．他に子どもはいない．長男は会社員．長男の妻は専業主婦．

　X−3年10月　妻から「夫がパーキンソン病と診断されている．起き上がりも大変になってきたので介護ベッドを借りたい．どのように手続きすればよいか？」と地域包括ケアセンターへ相談があった．介護保険サービスが必要になると判断し，介護支援専門員（ケアマネジャー）が自宅を訪問し，本人，妻，長男の妻から話を聞いた．妻は，「今までS大学病院で診てもらっていた．ちょっと遠くて受診が大変になってきたので，先生に相談したら，近くのT神経内科を紹介された．布団からの起き上がりが大変になってきたと相談したら，先生は介護保険を申請するようにとおっしゃった」とのこと．

　和夫さんは，「通院のときも嫁がいろいろやってくれるので助かってます．こういう病気になったけど，家族には本当によくやってもらっている」「私はね，尊厳死協会にも入っているんだよ」と言って介護支援専門員に会員証を見せてくれた．**(A)**

　X−2年5月　和夫さんは介護保険では介護ベッドのみを借りて経過していた．自宅内での日常の動きが少し不自由になってきたように見えたのでリハビリを勧めたが，「特に不便を感じていないので，今のままでよい」とのこと．ご家族に，「何か困っていることや，不安なことはありませんか？」と聞いたら，妻は「特にありません．嫁がいろいろやってくれるので……」と言った．**(B)**　長男の妻は，「最近は，動きが少し不自由になってきているので，お風呂などがちょっと心配になってきていますが，まぁ何とかなっています」と言った．**(C)**

　X−2年12月　居宅介護支援事業所の介護支援専門員が，モニタリングのときに和夫さんに対し，サービスの過不足はないか，調子はどうかと尋ねた．「ありがとう．まぁ，いつもとあまり変わりません．妻も嫁もよくやってくれています」と話した．

　X年Y−1月　妻から電話があり，「熱が出て食事もできなくなり，元気がない．病院に連れて行ったが歩くのも大変で，嫁と息子が両脇を抱えて行った．点滴をされて帰ってきた．水分をしっかり摂るように言われた」とのこと．翌日，電話で様子を聞いたところ，長男の妻が，「水分を全然摂ろうとしない，飲めないんです」と言うので，病院へ電話して相談するように勧めた．病院を受診すると，脱水のため入院となった．**(D)**

入院から数日後，介護支援専門員が妻に様子を聞いた．（E）　妻は，「点滴をしようとすると，暴れて看護師さんに怒鳴ったり，喚き散らしたりするんです．『お父さん，看護師さんたちに悪いじゃない』と言っても，何も言わないんですよ．あまりに暴れるので，縛られているんです」と語った．（F）

X年Y月（今月）　妻から電話があり，食事も水分も摂取できないので，医師から「胃ろうにします」と言われたとのこと．医師から胃ろうについて説明を受けた妻は，「しょうがないですね」と言った．（G）　介護支援専門員が妻に和夫さんの様子を聞いたところ，「本人は，何も話せず，ぼんやりしている．『お父さん，ご飯食べたくないの？』と聞いたけれど，ぼんやりこっちを見るだけで何も言わないんです」と語った．

[解説]

　　ACPを行っていないと，この事例のような展開になってしまうことが少なくありません．医療・ケアチームが本人・家族とどの場面でどのような対話をし，本人・家族に情報提供したり支援したりすれば，異なる展開があり得たでしょうか．本人を人として尊重した意思決定支援を最期まで行うために，医療・ケアチームはどのように本人・家族に声をかけ，対話を進め，多職種で連携していけばよかったでしょうか？

1. 和夫さんは3年前にリビング・ウィルを作成していました．しかし，介護支援専門員はその内容を知らず，本人のリビング・ウィルは活かされませんでした．本人・家族とどのように対話すれば，本人の意向を活かすことができたでしょうか？

　　リビング・ウィルなどの事前指示は本人の価値観や意向を知る上で重要であり，医療・ケアチームとのコミュニケーションツールとして活用できます．しかし，リビング・ウィルを適切に活用し，本人の意向を尊重するためには，まず本人・家族と医療・ケアチームが記載内容を共有し，本人と対話する必要があります．また，記載内容の共有と対話は一度で済むものではなく，その後もコミュニケーションを継続し，本人が大切にしていることや避けたいと思っていることを継続的に確認し，記載内容について加筆修正していくことが大切です．

　　（A）の時点で，和夫さんは，「私はね，尊厳死協会にも入っているんだよ」と語りました．日本では一般に，価値観・人生観・死生観について周囲に伝える人は少ないですが，和夫さんは自分の最期に関することを言語化したのです．このようなときは，その内容について本人に確認し，対話を試みてください．本人は自分の話を聴いてほしいと思っているのではないでしょうか．

　　例えば，「いつごろリビング・ウィルを作成されたのですか？」「尊厳死協会に入ろうと思われたのは，何かきっかけがあったのですか？」「どのようなことを大切にしておられるのですか？」「（記載内容について）〇〇をご希望なのですね．〇〇は避けたいと思って

おられるのですね．どうしてですか？」などです．

　また，本人がリビング・ウィルについて家族と話し合ったかどうか，家族はどのように考えているかなど，本人と家族の反応を見ながら対話を重ねていくことも，本人の思いを皆で共有するための大切な一歩になります．そして，ここで共有したことは，医療・ケアチームが記録しておくことも大切です．

　その後も，折々，本人に対して，リビング・ウィルの内容に関して意向の変化がないかどうか尋ねてみてください．例えば（B）や（D）の時点です．こうした対話は継続的に行う必要があります．

2. 医療・ケア従事者が本人・家族に声をかけるタイミングについて，どのように判断すればよいでしょうか？　またどのような言葉をかければよいでしょうか？

1）本人や家族が心配や不安を口にしたとき

　（C）はACPの対話のタイミングとして重要です．また医療・ケア従事者が多職種で状況を共有すべきタイミングでもあります．本人・家族が不安や心配を口にしたら，その内容を具体的に聞いてみましょう．本人・家族の表情や言葉の選び方にも気をつけてみてください．

　「動きが少し不自由になってきたんですね．心配ですね」「先生に相談されましたか？」「入浴時に不安を感じておられるのですか？　誰かお手伝いすれば大丈夫そうですか？　訪問看護師さんを頼んで，手助けしてもらいましょうか？」など，具体的な介護保険サービスを挙げつつ，支援の言葉をかけてみてください．

　またこのとき，本人の妻と長男の妻では，本人の状態や介護についての認識が違っています．ここは留意すべきポイントの1つです．実際に介護を担っている家族と，そうではない家族では，負担感や不安感に違いがあるのは当然です．介護負担を重く感じている家族の言葉に一層注意を向け，負担感について率直に語ってもらいましょう．

　しかし家族介護者が自分の思いを語りにくい状況もあります．この事例では，長男の妻は舅である和夫さんと姑の前では，舅の介護に関わる負担や不安を率直に語ることを困難に感じるかもしれません．そのようなことを念頭に，舅と姑の不在の場など，長男の妻が本心を語りやすい状況で話を聞くという配慮をすることも大切なことです．

　医療・ケア従事者からの声かけに対して，どのような表情やどのような言葉が返ってきたか，そのまま記録しておくとよいでしょう．

2）病状や療養場所が変化したとき

　（D）病状が変化したときは，医療・ケアチームは本人の医学的な状態について客観的な情報を共有する必要があります．また，療養場所が変化したときは，移動先の医療・ケアチームに対し，リビング・ウィルの内容と，在宅医療・ケアのチームがこれまでに把握した本人の価値観・人生観・死生観に関する情報を伝達することが大切です．複数の医

療・ケアチーム間での情報共有が重要になる場面です．この場面で，在宅医療・ケアチームの介護支援専門員と病院の医療ソーシャルワーカー（MSW）が連携すると，今後の情報共有がスムーズになり，適切にACPを継続することができます．また，医療と介護の連携シート等が各市区町で用意されています．このようなツールがある場合は活用し，病院の医療連携室などの連携の窓口へつないでおきましょう．

3）　本人の病状に関する家族の理解や気持ちを確認すること

（E）家族が病院でどのような説明を受け，それについてどのように考えているか，家族の理解の程度を確認したり気持ちを聞いたりしてみましょう．病状変化が突然の場合は，家族は医療情報の説明を受けても，よく理解できないことが少なくありません．また，同じ家族内でも，家族員によって受け止め方が異なることもあります．それぞれの意見として記録しておきましょう．

また，この時点は医療・ケアの意思決定を要しますが，その際，本人の意思を尊重することが基本となることを改めて家族に伝えましょう．この基本原則は，在宅介護を受けているときから本人・家族に繰り返し説明しておくことが大切です．

4）　本人・家族が医師や看護師に遠慮するとき

本人と家族は，医師や看護師などの医療者からの説明に対して，自分の考えを述べたり質問したりすることを遠慮することが少なくありません．介護支援専門員は本人・家族が遠慮する気持ちに配慮しつつも，「医療者と安心して対話するように」と伝えてください．

このときかける言葉としては，「今は，きちんと話しあって決める時代なんですよ．厚生労働省のガイドラインもそう勧めています．先生たちもわかっていますから，きっと話を聞いてくれると思いますよ」「一緒に看護師さんやソーシャルワーカーさんと話をしてみましょう」などがあります．もし，それでも本人・家族が躊躇する場合は，「私（介護支援専門員）から先生に話しておきましょうか？」「私から話してもよいでしょうか？」などと，介護支援専門員が代わりに質問することも可能であると伝えてください．介護支援専門員が支えてくれる，また，一緒に動いてくれると思うと，本人も家族も不安なく医療者との対話に踏み出すことができます．

このように本人・家族が医療・ケア従事者と対話したり感情を表出したりすることは，本人・家族が病状に関する理解を深めることにつながりますし，また医療・ケア従事者が本人・家族の気持ちを知り，どのような医療・ケアを望むのかについて知る機会にもなります．ここでも本心の把握に努めるために，本人・家族の気持ちや考えについて，本人たちが語った言葉をそのまま記録しておくことが大切です．

3. 本人が沈黙や怒りなどでネガティブな感情を表出しているとき，どのように ACP の対話を進めていけばよいでしょうか？

（F）本人が暴れたり喚き散らしたりすると，多くの家族は医療・ケア従事者に気兼ねして，本人を論します．本来望ましくない身体抑制なども，医療・ケア従事者への申し訳なさから受け入れざるをえないと家族は思ってしまいがちです．本人にとって大切な家族が，気兼ねや遠慮から，本人よりも周囲を優先せざるをえないと認識することは，本人にとっても家族にとっても辛いことです．

早川正祐によると，「相手が発する怒りを『拒絶的な態度』と断定し，状況への適応を相手に促すとき，あるいは相手の沈黙を『こちらに訴えたいことがない』状態と決めつけ，その沈黙の意味を探ることを怠るとき，私は相手の苦悩を受け止めることから遠ざかっていきます」[1].

和夫さんの怒りの原因は何だったのでしょうか？　もしや，リビング・ウィルに記載した内容と関連があったのでしょうか？　現状を受け入れがたく辛いと感じているのでしょうか？　リビング・ウィルとの関連ではないとしても，本人の怒りや沈黙は何らかの苦痛や不快感を伴った表現なのではないでしょうか？　そのように問題を把握し，その理由を探ってみることが大切です．本人が苦痛を伴ってそこに存在しているということを医療・ケア従事者は認識し，対応しようとしているということを，本人に伝えてください．これは大切なことです．医療・ケア従事者が本人を人として尊重しようと努力していることを本人にわかってもらうと，対話への道が開かれる可能性がみえてきます．痛みの緩和に加え，状況や感情を本人と共有することもケアの一つであり，ACP を進めていくうえで大切なことです．

4. 家族が諦めや不満を表出しているとき

（G）この「しょうがない」は，医療従事者が決定したことを受け入れざるをえないという諦めの言葉です．つまり，不本意であることを表現しています．なぜ不本意なのでしょうか？　胃ろう栄養法の導入が本人または家族あるいはその双方の意向に反すると家族が認識しているからでしょうか？

本人や家族が不本意ながらある医療行為を受け入れていると思われる場合は，その理由を聞いてみてください．「しょうがないとおっしゃるのは，どういうお気持ちからですか？」「ご本人は胃ろうを嫌がっていると思われるのですか？　それはどうしてですか？」など，声をかけてみてください．そして，もし胃ろうが本人の意思に反すると家族が認識しているなら，この段階で本人の嫌がる医療行為を無理に受けさせようとしていることの意味を，医療・ケア従事者と家族が一緒に考えてみてください．リビング・ウィルの存在を知っている介護支援専門員はそのことに言及してみてください．そして内容の確認と妥当性の検討へと，対話を進めてみてください．本人が言葉を発しなくても，本人が同席する場で話をすることで，本人の表情などから意向を知ることが可能な場合もあります．

5. ケア従事者と医療従事者間の連携とそのサポートについて

　　介護支援専門員も介護ヘルパーも本人に体調を尋ねる場面は多々あるでしょう．ケア従事者は医療に関する知識不足に不安を感じることもあるでしょう．医師や看護師など医療従事者とどのように連携をとればよいか戸惑うときは，地域包括支援センターや市区町の在宅医療介護連携支援センターに相談してみてください．

　　地域包括支援センターには，保健師や主任介護支援専門員などケア従事者をサポートする職員がいます．在宅医療介護連携支援センターには，医療者とケア従事者の連携について相談を受けるコーディネーターがいます．これらのセンターでは医療・ケア従事者間の情報共有を図ります．

【文献】
1)　早川正祐：臨床におけるケアの倫理──「混沌の語り」から考える．臨床倫理の考え方と実践──医療・ケアチームのための事例検討法．清水哲郎・会田薫子・田代志門編，東京大学出版会，2022, pp. 92-100.

　　　　　　　　　　　　　　　　　　　　　　　　　　　　　　　　　　　　　（清水直美）

事例

　敬子さん（仮名）：87歳・元教員．高齢の夫と次女（50代・未婚）との3人暮らし．長女（60代）は結婚して，隣町に夫と2人の子どもと生活している．敬子さんは70代から脳梗塞を2回起こし入退院を繰り返した．

X−5年　自立した生活が困難になったが，本人の強い希望で，訪問診療・訪問看護・訪問介護（以下，「在宅医療」とする）を受けながら自宅で生活を継続した．

X−3年　食事も全介助になった．次女が訪問看護・介護の手を借りながら，ミキサー食やゼリー食をスプーンで食べさせるようになった．

X−2年　認知症と脳梗塞後遺症のため自分の意思を言葉で表現することができなくなった．

X年5月10日（本日）12：00

　次女はいつものように敬子さんに食事介助をしていた．スプーンでゼリー食を敬子さんの口に入れたところ，敬子さんは苦悶表情を呈し，顔色が蒼白色に変化した．慌てた次女は担当の訪問看護師に電話した．看護師の指示で自宅にある酸素飽和度を測定すると80％であった．看護師の指示で救急車を呼んだ．

X年5月10日（本日）12：45

　救急隊の判断で近隣の救急病院に救急搬送された．これまで受診したことがない病院である．初めて会う救急科の医師から家族に対して病状説明があった．

救急医「誤嚥性肺炎・急性呼吸不全で，現在，右肺が呼吸を行っていない状態です．今，酸素マスクで100％酸素を投与していますが呼吸状態は改善していません．だんだん，血圧も低下し始めています．人工呼吸器を装着しないと救命できないと思います．人工呼吸器を装着すれば命は助かり，しばらくは生存できる可能性はありますが，敬子さんの状態を考えると，人工呼吸器からの離脱は困難と考えます．人工呼吸器の装着を希望されますか？　患者の状態がよくないので，できるだけ早く決断してください」

次女「そう言われても，私には決められません．お父さん，お姉ちゃん，どう思う!?」

夫「できれば助けてあげたいけど，でも，これ以上，お前たち娘に迷惑をかけられないしな……」

長女「私はお母さんの介護をしていないから，意見を言える立場にないと思う．あなたたち2人で決めてよ．私は文句を言わないから」

救急医「ご家族ではなかなか決められないようですが，患者と急変時の対応について話す機会を持つことはありませんでしたか？」

次女「そういう話し合いはしたことはありません．なんか，縁起の悪いことをわざわざ話し合うことをしたくなかったのです」

解説

救急医療現場では，このような「患者の急変時に積極的治療を行うかどうかを決められない」事例に頻回に遭遇します．しかし言い換えれば，大切な家族の急変時に初めて会う病院の医師から「積極的治療を行うか行わないか，どちらかすぐに決めてください」と詰問するように言われて，即答できる人はいるのでしょうか？

この問題を解決するには，"日常の医療・ケアの提供者" と急変時の医療を担う "急性期医療の提供者" が，ACP を実践し，その成就に重きを置いた対応をすること以外に方法はないと考えます．

本人を人として尊重した意思決定支援を最後まで行うために，医療・ケアチームはどのように本人・家族等に声をかけ，対話を進め，多職種で連携していけばよかったのでしょうか？

1. 共同意思決定における，"日常の医療・ケアの提供者" の役割は何でしょうか？

このような急変時の問題がおきないようにするために，"日常の医療・ケアの提供者"（この場合，在宅医や訪問看護師など）は何をすることができたでしょうか？　以下の点が挙げられると思います．

① 患者（およびその家族）と急変時に備えた相談をすること
② 患者の急変時に，病院搬送に関しても在宅医が関わり続けること
③ 急変時に，在宅医と病院医が患者の治療について相談すること

現在，地域医療において，かかりつけ医の重要性が問われています．かかりつけ医は通常，「日常的に患者に接し，日常の医療を提供する医師」と考えられています．

私は，「かかりつけ医とは，その患者の疾患のみならず，生きてきた背景や家庭環境をも含めて，患者のことを一番よく知る医師」と言い換えることができると思っています．かかりつけ医がなぜ大切なのか？　その理由は，「その患者のことを一番よく知っている」からだ，と私は考えています．

私はかかりつけ医の役割は以下の2つだと考えています．

① 患者の人生に伴走しながら，「患者が自分の人生の最終段階をどのように過ごしたいか」，医療者としての専門知識を提供しながら一緒に考えていく（共同意思決定とACP）
② 患者と一緒に作り上げた「共同意思決定」を成就できるように最後まで関わり続ける（ACPの成就）

　私は①に関しては，「できるだけさりげなく」がよいと考えています．患者との日常的な会話の中にこそ，患者の本心が透けて見えるからです．「これからACPの会議を始めます」という儀式的な雰囲気の中では，患者は家族のことや社会的通念などを慮って本心を見せてくれないことが多いからです．医療者が質問して患者が答えるという一問一答形式ではなく，できるだけ患者自らが語ってくれる雰囲気を作り出していただきたいと思います．

　②に関しては，かかりつけ医には自分の患者が急変したときの準備をし，急性期病院で治療が必要なときも，ただ「救急車を呼んでください」ではなく，最後まで患者に関わり続けていただきたいと考えます．急性期病院の医師と連絡をとって患者の今までの病歴を共有し，そのときにこそ，日常の医療の中で話し合ってきたことや，共同意思決定のプロセスにおいて情報共有したことを急性期病院の医師に伝えてほしいのです．急変時に患者家族がどうしたらいいのか迷うのは当然です．患者サイドの医療者として，患者急変時にも患者とその家族を支えてほしいと思います．

　この2つを担っていくことは，非常に大変なことです．この責任を医師だけに背負わせることは，あまりに重すぎますし，医師だけの智恵には限界があります．そこで私はこの仕事は「かかりつけ医」ではなく「かかりつけチーム」で担っていただくことを提案します．医師ばかりでなく，看護師，介護士，介護支援専門員（ケアマネジャー），医療ソーシャルワーカー（MSW）などが協働して，それぞれの智恵を集約し，一人の患者を日常の医療・ケアのなかで支えていただきたいと考えます．

2. 共同意思決定における，"急性期医療の提供者"の役割は何でしょうか？

　"日常の医療・ケア"のなかでACPが行われていても，急性期病院へ患者が救急搬送されたとき，ACPの継続性が失われ，本当の意味で患者が望んでいた治療が提供されなくなるケースが多くみられます．この事例の救急医の対応のなかで，改善すべき点はどこでしょうか？　私自身も救急医としての経験を，反省を含めて振り返ってみたいと思います．

① 家族とのやりとりのなかで，患者の意向を探る努力を怠っていないだろうか？
② 患者の治療について家族の判断を求めるときに，家族を追い詰めるような言い方を

していないだろうか？　家族が困っているときに，専門家としての提案をしているだろうか？

　私は，私たち"急性期医療の提供者"には，「ACPは"日常の医療・ケア"でやることであって，救急医療の場に来たときにはACPは終わっている．救急医はそれに従うのみだ」という考え方がどこかにあるのではないかと思います．そのため，上記①②のように，患者の意向を知ろうとする努力を怠ったり，はからずも患者家族を詰問するような言動をしてしまったりするのではないかと感じています．こういった考え方を，私たち"急性期医療の提供者"が変えていかなければ，ACPは完遂されません．なぜなら，話し合うだけではなく，最終的に患者の望みを成就させるところまでがACPなのです．"急性期医療の提供者"は，そのACPを完成させる役割を担っているのです．

　私は救急医として，患者が救急病院に搬送されたとき，"急性期医療の提供者"である自分はACPというリレーのバトンを託されたランナーの一人であることを認識していないといけないと反省させられることがあります．

　①に関しては，"日常の医療・ケア"の中で，患者が自分の急変時のことを話していなかったか，少しでも探る努力をすべきなのです．②に関しても，「AかBか，どちらか選択してください」という声かけでは，家族に他の選択肢を許さない態度になってしまいます．これは私の経験からいっても，家族を精神的に追い詰めるだけで，問題の解決に至るような答えは決して出てきません．最近，私は「患者さんが自分の親だったら，こういう治療をしたいと思います」というような，少し提案を含めた話し方を家族の反応を見ながらするようになりました．可能な限り患者やその家族のサイドに自分をおいて考えてみることが大切なのではないかと考えています．

　この事例の場合，在宅医と救急医の対応によっては，次のような展開になりえたと考えられます．

5月10日（本日）　14：00

　家族が人工呼吸器を装着するかどうか決められず逡巡していると，敬子さんを在宅で診ている医師（在宅医）から病院へ電話がかかってきた．救急医が在宅医へ敬子さんの病状を電話で説明した後に，在宅医と家族が電話で話す（以下，電話での会話．スピーカー機能で救急医も聞いている）．

次女「先生，お話しできてよかったです．私達どうしたらいいかわからなくて……」
在宅医「ご家族がどうしたらいいのかわからないのは当たり前だと思います．ご家族が一生懸命，敬子さんの介護をしてきたことを見てきた私には，ご家族のお気持ちがわかります．でもここで，敬子さんご本人ならどうしてほしいかを一緒に考えてみませんか？　私

は思い出すことがあります．敬子さんがまだお話ができていた頃，ご主人と娘さん（次女）と一緒にこんな話をしたことがありました．敬子さんは，『私は自分のことがわからなくなって，しかも器械を着けないと生きていけないような状態になったら，生きていくことは望まないのよ．だから，先生，そのときはよろしくね』と．覚えていますか？」

夫「あー，先生，覚えているよ．俺は『変なこと言うな！』っていさめたけど，あれは本心だったんじゃないかなぁ」

次女「私も覚えています．お姉ちゃん，どう思う？　お母さんは，もういっぱい頑張ったんじゃないかな？　器械は着けなくてもいいんじゃないかな？」

長女「お父さんとあなたが後悔しないなら，私はそれがいいと思う」

　在宅医と家族はその後も対話し，敬子さんの意思がこの時点だけでなく，継続的であったということを確認し，人工呼吸器を装着しないことが本人の意思に沿うと思われると救急医に話しました．

　家族の「人工呼吸器は着けない」という代弁に沿い，救急医は人工呼吸器を着けずに治療を開始しました．患者を個室で治療し，可能な限り家族がそばにいれるような環境をつくりました．2日後，敬子さんは家族に見守られながら永眠しました．後日，家族は，「救急搬送されたとき，救急の先生と在宅の先生と家族と三者で話せたことがよかった」と話してくれました．

3.「在宅医療・病院医療の連携」が ACP において担う役割

　実は私は救急医として，この事例と似たような場面を経験したことがあります．「人工呼吸器を着けるかつけないか，家族で決めてほしい」と詰め寄った救急医（私）を前に困惑する家族を，在宅医が救ってくれたのです．在宅医は日頃の診療のなかで，いつの間にか，患者も患者家族も意識しないほどさりげなく ACP を行っていたのです．きっと普段の雑談のなかで共同意思決定につながる内容を示し，本人の気持ちに耳を傾けていたのだと思います．こうした在宅医の働きかけに，救急医としての私も救われました．

　そして，救急医である私も在宅医と家族との話し合いに加わり，さらに病棟の看護師も加わり，人工呼吸器を着けない場合にどんな治療ができるのか，その間，家族は病室でどのように患者との時間を過ごすことができるのか検討し，それを家族に提案しながら，この患者の ACP の成就のためにチームとなって取り組むことができました．これが，私たちが取り組む「在宅医療と救急医療の一つの病院連携」の最初期の成功事例です[1]．

　会田薫子は，「（ACP は）本人の意思を『点』ではなく，『線』でフォローし，家族らの理解も『線』で得ようとする取り組みである」と述べています[2]．"日常の医療"・"急性期の医療"という「点」では，ACP は完結できないのです．「点」と「点」をつないで初めて「線」になります．リレーのように ACP のバトンをつないで行かなければ，患者の共同意思決定は成就することはありません．私は連携こそが ACP そのものなのだと考え

ています.

【文献】
1) 小豆畑丈夫：在宅医療の真実. 第7章 在宅医療と救急医療の連携はいかに可能か. 光文社新書, 2021.
2) 会田薫子：長寿時代の医療・ケア――エンドオブライフの論理と倫理. 第6章 事前指示からアドバンス・ケア・プランニングへ. ちくま新書, 2019.

（小豆畑丈夫）

事例

　和子さん（仮名）：80歳．独身で定年まで事務職として勤め上げた．定年後もアパートで一人暮らし．アパートの大家さんとの交流はあるが，近隣住民との交流はほとんどない．

X年3月　近所のスーパーにて，レジを通らずに野菜と菓子類を持っていこうとして，店員に呼び止められた．本人は「財布を忘れて（自宅に）取りに行こうとした」と答えた．その後，本人が「泥棒扱いするのか」と激高したため，困り果てた店員は店長に相談の上，警察へ通報．質問に対する受け答えなどの言動等を不審に思った警察が地域包括支援センターに相談し，介入を依頼した．

　地域包括支援センターの職員に対し和子さんは，定年まで土木関係の事務の仕事をしていたこと，韓流ドラマを観ることが趣味で自宅でよく観ていること，「ずっと一人で生活してきたので，このまま一人で好きなように暮らしたい」などと語ったとのことだった．(a)　定期的に通院している医療機関等もなさそうであった．

　その数日後，地域包括支援センターの職員が付き添い，和子さんはT病院を受診．HDS-R（長谷川式簡易知能評価スケール）（18／30点）で，アルツハイマー型認知症と診断され，介護保険初回申請を実施．今後，通所介護などの利用について本人と相談することとなった．

X年6月　安否確認を兼ねて和子さん宅を訪ねた大家さんが，自室内で呼吸苦を訴える和子さんを発見．T病院へ救急搬送された．急性肺炎の診断を受け，入院となった．救急搬送時に，T病院側が地域包括支援センターの職員に和子さんの家族関係を尋ねると，以前，和子さんは，「天涯孤独で，親きょうだいはもういない」と話していたこと，たまに近隣の甥とは連絡をとることがあり，甥の連絡先を教えてくれたとのことで，T病院側から甥に連絡し事情を説明することとなった．

　T病院の医療ソーシャルワーカー（以下，MSW）が甥に連絡すると，「親戚であることは間違いないが，以前は年1回程度会うかどうかで，ここ数年は会っていない．何か頼まれても困る」と語ったとのこと．MSWは，「病院というところは身元保証人がいないと入院できないので，身元保証人になってほしい」と甥に依頼した．(b)

X年7月（現在）　入院治療にて急性肺炎は落ち着いたが，認知症が進行し，会話がかみ合わない．突然激高したり，看護師やリハビリテーション・スタッフに攻撃的な言動をとったりしている．ADL（日常生活動作）は下肢筋力低下が著しく，ふらつき

歩行で見守りを要する状態となっている.

　MSW が甥に和子さんの今後の生活のことを相談したら，「私は関係ないので病院側で何とかしてください」と突き放された.（c）

[解説]

　ACP を行っておらず，身寄りのない高齢者の場合，このような展開になってしまうことが少なくありません. 身寄りがない人の入院・入所や治療に関する意思決定支援について，医療・ケアチームはどのように本人側に声をかけ，対話を進め，多職種チームで連携していけばよいでしょうか？

1. この事例のなかで，本人の意向，本人の価値観・人生観・死生観が表現されているところはどこでしょうか？

　意思決定支援の基本として忘れてはいけないことは，本人の現在の意思表示能力にかかわらず，本人の意向を尊重することです. 本人はこれまでの生活で大切にしてきたことや，嫌なこと，そしてこれからの生活のなかで大切にしたいことや嫌なことなどを，言語化・文章化していることがありますので，できるだけそれらを逃さないようにすることが大切です.

　医療・ケア従事者は本人側との対話のなかで，本人の価値観・人生観・死生観が反映されている場面や表現を察知したら，本人の同意のうえで記録し，支援に役立てていくことが必要です.

（a）　ここで和子さんは，「ずっと一人で生活してきたので，このまま一人で好きなように暮らしたい」と話しています. これまでの人生を反映し，これからの生活でも大切にしたいことを発言しているのではないでしょうか. もし，今後，独居が困難となって施設に入所することになっても，本人の選好として，自分一人の時間と空間を大切にする人であるという情報が施設側に伝達されることが大切です.

　このように本人の価値観・人生観が反映されているとみられる表現を把握したら，経過記録に記述しておき，カンファレンス等において多職種で共有すると，その後の意思決定支援に役立ちます. 本人の話したことを本人の言葉で記録に残していくことが大切です.

　また，和子さんは「自分は天涯孤独」と語ったとのことですが，アパートの大家さんとの交流はあるとのこと. 大家さんは和子さんの価値観・人生観に関わる何かを知っている可能性があります. 大家さんは和子さんの救急搬送の際にもお世話をしてくれているので，MSW は大家さんの連絡先を尋ね，和子さんに関する情報を得ることが可能なようにしておくことが望ましいです. もし，大家さんが和子さんの価値観・人生観に関する情報を持っていなくても，MSW が大家さんに問い合わせた事実と大家さんが語ったことを記録しておくことは大切です.

2. 身元保証人と入院診療計画書について

(b) ここで，医療機関への入院時に必要な，身元保証人に関する制度の話題が出てきます．医療機関は入院時に医師をはじめとした関係職種が共同して総合的な診療計画として「入院診療計画書」を作成します．医療法第6条の4，医療法施行規則第1条の5の規定により患者の診療を担当する医師または歯科医は，入院した日から起算して7日以内に作成をし，患者およびその家族に対して書面を交付して説明を行わなければなりません．

　また医療機関は入院時に本人・家族等に緊急連絡先や入院費の支払いの関係などで入院証の記載を行います．その際，本人と家族の連絡先を記載していただく必要があります．この場合，家族の連絡先の記載を求めるのは，家族が身元保証人となるからです．今回のように，家族等がその関わりを拒否した場合については，その旨を記録する必要があります．なお，家族等がいない場合でもその旨をカルテに記載すれば，入院基本料などは算定されます．

　入院診療計画に関する疑義解釈について，厚生労働省保険局医療課は平成19年4月20日付の事務連絡で以下のように回答しています．

　（問32）入院診療計画は，文書により作成後，入院後7日以内に患者に対して説明をしなければならないが，患者が昏睡状態であるなど，入院後7日以内に患者に説明ができなかった場合には，当該患者の入院に係る入院基本料又は特定入院料の全てが算定できないのか．

　（答）医師の病名等の説明に対して理解ができないと認められる患者については，その家族等に対して説明を行えば算定できる．

　また，説明できる家族等もいない場合には，その旨カルテに記載し算定できる．

　なお，患者の状態が改善し説明が行える状態になった場合又は家族等が現れた場合等には，速やかに説明を行い，その旨カルテに記載すること．

3. 家族等が関わりを拒否し意思決定が困難なとき——複数の専門家による話し合いの場の設置

(c) 和子さんには家族等（甥）がいるものの，甥は関わりを拒否しています．そのため病院では本人とコミュニケーションをとることが困難となった際に，意思決定に難渋することになってしまいました．医療・ケアチームはどのように対応すべきでしょうか．

　厚生労働省「人生の最終段階における医療・ケアの決定プロセスに関するガイドライン」では，この事例のように，認知症の進行等によって「本人の意思の確認ができない場合」は，本人の推定意思を尊重するよう求めています．推定意思として，(a) 本人の意思表示が参考になります．

　また，複数の専門家からなる話し合いの場の設置も重要です．方針の決定に際し，
　・医療・ケアチームの中で心身の状態等により医療・ケアの内容の決定が困難な場合

・本人と医療・ケアチームとの話し合いの中で，妥当で適切な医療・ケアの内容についての合意が得られない場合

・家族等の中で意見がまとまらない場合や，医療・ケアチームとの話し合いの中で，妥当で適切な医療・ケアの内容についての合意が得られない場合等

これらの場合については，複数の専門家からなる話し合いの場を別途設置し，医療・ケアチーム以外の者を加えて，方針等についての検討及び助言を行うことが必要とされています．

院内で主治医を中心とした多職種チームの他，臨床倫理を相談するチーム・委員会を設置し（構成員は医師，看護師，薬剤師，リハビリテーション職員，MSW 等の多職種で委員長は医師，事務局は MSW が望ましいでしょう），さらに複数の専門家からなる話し合いの場として，医師，弁護士等の専門家らからなる臨床倫理委員会などの話し合いの場を設置します．このような場では，病状等の本人への説明，多職種チームの検討状況，今後の方針等の内容について話し合います．

このような場においても，本人の意思決定能力の程度を問わず本人の意向を尊重する姿勢で，これまでに本人が言語化・文章化したことを共有したうえで，治療のことを含め多職種チームの検討内容を確認し，議論すること，議事録を作成することが必要です．

これらのことは病院機能評価にも関連します．病院機能評価の評価項目「臨床における倫理的課題について継続的に取り組んでいる」ことに関する評価では，その要素として，①主要な倫理的課題についての方針策定，②倫理的課題を共有・検討する場の設置，③倫理的課題における継続的な取り組みがあげられており，医療機関においてこれらに取り組むことは必須となっています．そして方針に沿って，院内で臨床倫理に関する問題を検討する体制を整備し，倫理研修会を開催することなどが求められています．

介護支援専門員や訪問看護，介護施設関係などの介護従事者が主治医の医療機関の院内多職種チームのカンファレンスへ参加したり，臨床倫理に関する問題を検討する場に参加したり，体制整備状況と検討状況を確認したりすることで，医療職と介護職の連携も促進されます．

4．成年後見制度の活用

厚生労働省「身寄りがない人の入院及び医療に係る意思決定が困難な人への支援に関するガイドライン」では，以下のように記載されています．

（1）　ガイドラインの支援の対象者

本ガイドラインの支援の対象となる人は，身寄りがない人に加えて，次のような人も対象になりうると想定されています．

①　家族や親類へ連絡がつかない状況にある人

②　家族等の支援が得られない人

本事例は②に該当しますが，家族等に当たる人に対して，突然，「身元保証人になって

		家族などの身元保証人	
		いる	いない
意思表示	できる	A	B
	できない	C	D

「身元保証・身元引受等」の確認事項

状況（A～Dを選択）	A・B・C・D （　　年　月　日）	A・B・C・D （　　年　月　日）
項目	対応者とその連絡先	対応者とその連絡先
①緊急の連絡先に関すること		
②入院計画書，介護保険制度の利用契約に関すること		
③医療機関に入院・介護施設等に入所中に必要な物品の準備に関すること		
④医療機関での入院費・介護施設等での入所費等に関すること		
⑤退院・退所支援に関すること		
⑥治療や人生の最終段階における意思決定に関すること		
⑦（死亡時の）遺体・遺品の引き取り・葬儀等に関すること		
⑧その他（自宅，財産など）		

図1　身元保証人に関する対応シート

参考：とよひら・りんく（http://www.toyohiralink.jp/）＞療養支援＞身寄りのいない人の対応.

ください」と医療機関側から依頼しても，具体的な役割が不明確な場合は先方が当惑するだけですから，まず，以下の（2）の機能・役割を説明したうえで相談するとよいでしょう．これは上記の「2．身元保証人と入院診療計画書について」にも関連します．

（2）　ガイドラインにおける「身元保証・身元引受等」の機能・役割

　医療機関が「身元保証・身元引受等」に求める機能や役割としては，主に次のような事項があると考えられます．

　①　緊急の連絡先に関すること

表1　身元保証・身元引受等の確認事項

状　況	A／B／C／D （入院時）「D」	A／B／C／D （退院時）「C」
項　目	対応者とその連絡先	対応者とその連絡先
①緊急時に関すること	甥→対応を拒んでいる	甥の承諾のもと，成年後見制度の活用
②入院計画書，介護保険制度の利用契約に関すること	甥→対応を拒み，対応者が不在の状態	入院時は不在として診療録に記載 グループホームへの入所時は後見人が対応
③医療機関に入院・介護施設等に入院中に必要な物品の準備に関すること	甥→対応を拒み，対応者が不在の状態	グループホームへの入所後は後見人が対応
④医療機関での入院費・介護施設等での入所費等に関すること	甥→対応を拒み，対応者が不在の状態	医療機関の退院時，グループホームへの入所後は後見人が対応
⑤退院・退所支援に関すること	甥→対応を拒み，対応者が不在の状態	グループホームへの入所は後見人が対応
⑥治療や人生の最終段階における意思決定に関すること	甥→対応を拒み，対応者が不在の状態	本人，主治医，グループホームの職員，後見人等で検討
⑦（死亡時の）遺体・遺品の引き取り・葬儀等に関すること	甥→対応を拒み，対応者が不在の状態	後見人が甥にも相談のうえ，対応
⑧その他（自宅，財産など）	甥→対応を拒み，対応者が不在の状態	後見人が甥にも相談のうえ，対応

② 　入院計画書に関すること

③ 　入院中に必要な物品の準備に関すること

④ 　入院費等に関すること

⑤ 　退院支援に関すること

⑥ 　治療における意思決定に関すること

⑦ 　（死亡時の）遺体・遺品の引き取り・葬儀等に関すること

　そして，身寄りがいない人への支援として図1のように4区分に分け，どのような状況なのか多職種チームで共有し，(2) ①～⑦について状況確認を行うことが必要です（表1）.

　本事例は入院後に身元保証人の機能・役割を甥に相談・説明のうえ，これまでの関係性から身元保証人にはなれないという甥には申立人となってもらい，成年後見制度への申請を行うことが考えられます.

　下記の通り，医療機関へ入院時，本人は認知症の進行にて意思決定（意思表示）ができず，身元保証人の甥に対応を拒まれ，身元保証人も不在（身寄りがいない）となっていました．図1では「D」です．そこで成年後見申請を行い，その後の療養先について本人，主治医，MSW，後見人等で相談し，退院時は後見人が身元保証人の対応を行うと，「C」となります．このように，身元保証人が存在する状態にすることが重要です.

　身寄りがいない人への支援として，カンファレンスなどで上記シートを活用すると，支援の経過を多職種で確認しながら進めていくことができます．身元保証人がいない状況となると①～⑧の件が全く機能しなくなりますので，成年後見制度等の活用を検討し，何を

どのように支援してもらうか相談する必要があります．しかし，後見人の決定に至るまで数カ月の時間を要する場合があります．本人の状態に鑑み，その間の対応についてガイドラインの①〜⑦の対応を考えておく必要があります．特に⑦についての想定が必要な状態であるときは，事前に葬儀会社等に相談を行っておくことが望ましいです．

ACP 実践における MSW の役割は，「面接・対話」と「地域の連携課題の解決」です．これまでの生活について本人・家族等，または医療・介護・福祉従事者等から聞き（面接・対話），今後の生活に向けての課題整理をして，場合により適切な制度利用を行い，意思決定能力を問わず，本人の生活の希望を尊重し，叶える役割があります．また ACP 実践を行ううえでの「地域の連携課題の解決」にも多職種で取り組む役割もあります．

【参考】
厚生労働省「人生の最終段階における医療・ケアの決定プロセスに関するガイドライン」(https://www.mhlw.go.jp/file/04-Houdouhappyou-10802000-Iseikyoku-Shidouka/0000197701.pdf 2023 年 9 月 28 日アクセス)．
厚生労働省「身寄りがない人の入院及び医療に係る意思決定が困難な人への支援に関するガイドライン」(https://www.mhlw.go.jp/stf/seisakunitsuite/bunya/kenkou_iryou/iryou/miyorinonaihitohenotaiou.html 2023 年 9 月 28 日アクセス)．

（岡村紀宏）

15——先行の ACP テキストにみる倫理的な問題への対応のヒント

1——はじめに

　ACP は患者一人ひとりのその人らしさに寄り添った医療・ケアの実現に向けた話し合いのプロセスですが，同時にそのプロセスの複雑さのために，臨床の現場では考慮しなければならない倫理的問題にしばしば遭遇します．例えば，在宅療養中の患者の状態が急変して病院へ救急搬送となった場合に，リビング・ウィルの存在等も含め患者本人の意思が分からず，家族に尋ねても本人の意思が推定できない場合，積極的に延命医療を行うべきかどうかといった問題です．また，本人が在宅で過ごしたいという希望を持っているにもかかわらず，家族の「施設へ入所させたい」という希望を優先してしまうような場合も倫理的問題に該当します．在宅以外では，例えば死期が迫っている患者の家族が，有効性があるとは思えない治療法を希望する場合なども該当します．

　一般的に ACP においては，対象者の意思決定能力，日常生活自立度や医学的な全身状態の評価，価値観や将来の希望，キーパーソンまたは代弁者は誰になるのか，もしものときに希望する治療やケアなどについて話し合われます．この話し合いのプロセスは，本人，家族，多職種による医療・ケアチームの間で，繰り返し，長期間にわたって行われます．

　緩和ケアのように積極的治療の差し控えや自律の尊重にかかわる倫理的問題が生じやすい状況において，多職種によるチーム・アプローチでケアを提供する際には，それぞれの専門職の持つ価値観の相違から多様で複雑な倫理的なジレンマが生じ，ときに職種間での対立が起こる場合もあります．そのため，チーム内で多職種カンファレンスを定期的に行うことで，論理的かつ系統的に倫理的な問題にアプローチすることが不可欠です．

　もちろん，一人ひとりの患者の意思決定の場面で生じる，ほぼ全ての倫理的問題について多職種で多角的に話し合うのが理想です．しかし，臨床現場は業務で多忙であるため情報の整理や課題の優先付けができず，いくつかの倫理的問題への気付きやそれに対する重要な視点が抜け落ちてしまいがちになります．「臨床倫理検討シート」[注1] や「臨床倫理の検討のための４分割表」など，多職種による症例検討シートはありますが，多忙な臨床現場に広く普及させるには，ACP における倫理的問題のポイントを絞って，より簡略化する必要があると考えています．

　本章では，これまでに日本で出版されたテキストに掲載されている多様な ACP の事例とその解説文からエッセンスを抽出した結果を交えながら，臨床家に対し，ACP の多職種カンファレンスを行う際に念頭に置いておいてほしいポイントについて解説します[1]．

表 1　臨床倫理事例に関連する参考図書

番号	著者名（編）	タイトル	出版地	出版社名	発行年	ページ数
1	日本看護協会	本人を真ん中に "チーム" で意思決定を支えるアドバンス・ケア・プランニング	東京	日本看護協会出版会	2019	119
2	長尾和宏	訪問看護師とケアマネジャーのためのアドバンス・ケア・プランニング入門——ACP 人生会議とは何か	東京	健康と良い友だち社	2020	168
3	大城京子，清水直美，瀬口雄一郎，長江弘子，西川満則，横江由理子	生活の場で行うアドバンス・ケア・プランニング——介護現場の事例で学ぶ意思決定支援	東京	南山堂	2020	146
4	箕岡真子	エンド・オブ・ライフケアの臨床倫理	愛知	日総研	2020	160
5	宇井睦人	まるっと！　アドバンス・ケア・プランニング	東京	南山堂	2020	136
6	角田ますみ	患者・家族に寄り添うアドバンス・ケア・プランニング——医療・介護・福祉・地域みんなで支える意思決定のための実践ガイド	東京	メヂカルフレンド社	2019	300
7	西川満則，長江弘子，横江由理子	本人の意思を尊重する意思決定支援——事例で学ぶアドバンス・ケア・プランニング	東京	南山堂	2016	229
8		特集：アドバンス・ケア・プランニング——プロセスと評価	東京	看護の科学社	2020	99
9		特集：アドバンス・ケア・プランニングを支える看護の役割	東京	看護の科学社	2020	99

2━━倫理的な問題への対応の検討

　まず，現場の声を反映した事例を抽出するため，いわゆる教科書ではなく，臨床家向けの実践書を参考としました．キーワード「アドバンス・ケア・プランニング（ACP）」「自律」「意思決定」を用いて書籍検索エンジンで簡易検索を行った後，候補の中からタイトルやカスタマーレビューを参考にして，内容に事例が含まれているテキスト 9 冊（**表 1**）を分析対象としました．

　データの分析には質的内容分析（コード化とストーリーラインの提示）を用いましたが，その詳細は本章では割愛します．分析の結果，以下のような点が挙げられます．

（1）　個人情報の保護

　ACP の対話のプロセスでは，本人，家族，多職種チームの間で本人の考え方や価値観について話し合われます．そこで問題になるのが個人情報の取り扱いです．ACP に限らず，日常臨床においては患者の個人情報を家族やチームで共有することは不可欠ですが，本人の許可なく個人情報を他者に提供することを戒める「個人情報の保護に関する法律（個人情報保護法）」に抵触することを恐れるあまり，地域の人々や地域の専門職との間で個人情報を共有することは忌避されがちです．チーム内で，厚生労働省「厚生労働分野における個人情報の適切な取扱いのためのガイドライン」[2] 等を参考に，個人情報の適正な

取扱いについて確認をしておくとよいでしょう.

（2） 地域連携

　慢性心不全や慢性呼吸器疾患などの臓器不全では，がんよりも長い年数の経過をたどり，症状の増悪と寛解および入退院を繰り返し，そのたびに徐々に全身状態が悪化，日常生活自立度が低下していき，最期には死に至ります．そこで，ケアの継続性の観点からも入退院の際に ACP に関する情報伝達が適切に行われる必要があります．さもなければ，本人が希望しない病院への搬送，延命医療の実施などにつながる恐れもあります．また，本人・家族の希望や思いは変わりやすいため，入退院の際には，ACP の伝達と同時に，見直しも必要でしょう.

（3） 臨床倫理検討ツールの活用

　エンドオブライフ・ケアの現場では，患者と家族，医療・介護・福祉のチームメンバーそれぞれにとって葛藤を伴い，関係者間で合意が得られにくい選択に直面することがよくあります．例えば，「誤嚥性肺炎になってもいいので，本人に食べさせてあげたい」のような希望に直面することがあります．このような場合に，「この判断でよかったのだろうか」「もっといい選択があったのではないか」と家族やチームメンバー自身が不全感を抱えることがあります．

　また，多職種チームによる医療・ケアでは，それぞれの専門職の有する価値観に相違が見られることも少なくなく，倫理的課題に対する解決策の検討の際に調整を要する場合があります．これらの解決の一助として，多職種倫理カンファレンスやそれに役立つ臨床倫理検討ツールが広がりをみせています．

　多職種倫理カンファレンスでは，自分たちが受け持っている倫理的に悩ましい事例について，「本人にとっての最善は何か」を多職種で話し合います．特にエンドオブライフにおける意思決定支援の場合，どの選択肢を選んでも望ましい結果が期待できない状況が多く，許容できる選択肢は何かという難しい判断を迫られがちです．エンドオブライフにある患者の意思決定能力とクオリティ・オブ・ライフ（QOL）の検討を要するなど，患者にとっての最善を目指す議論は，「臨床倫理検討シート」や「臨床倫理の検討のための4分割表」などの検討ツールやガイドラインを用いて幅広い視点で行われる必要があります．もちろん，多職種倫理カンファレンスの議論をより意味深いものにするために，専門職一人ひとりが日頃から倫理的な問題を読み解く力を身につけていくことが大切です.

（4） ヒエラルキーの解消

　エンドオブライフの複雑な問題を含む事例では，多職種が関わる形で ACP について検討することが理想なので，チーム内のコミュニケーションが重要です．しかし，残念ながら，多くのエンドオブライフ・ケアの現場でチーム内に職種のヒエラルキーが存在します.

つまり，医師を頂点として，医療職，介護職，そして一番下に本人や家族がいるというピラミッド型の関係性です．そして，それがACPにおける多職種アプローチを阻害しています．例えば，介護支援専門員（ケアマネジャー）とデイサービス職員の間にヒエラルキーが存在するために，本人のデイサービスでの様子がケアマネジャーに伝達されないといった例もあります．また，必ずしも医療職でないケアマネジャーにとって，医師への報告・連絡・相談は緊張するので，気軽に相談できないといった例もあります．もちろん，職種間の上下関係だけでなく，専門職，特に医師と本人・家族との上下関係はパターナリズムとも呼ばれ，本人が医師に自分の希望を伝えにくくなり，自律の妨げとなっている恐れがあります．

(5) チーム全体の満足度

ACPは本人のQOLを高めるために行われますが，同時に，満足のいく意思決定支援ができたときは関わった専門職も喜びを感じ，質の高いケアの実現につながります．そして，それがまた患者満足にもつながるという好ましい循環となります．ACPの議論は，本人の意向，価値観，人生の目標を中心に据えるべきですが，その結果はACPに関わる全ての専門職にとっても満足のいくものであるかどうかも検討すべきです．

(6) サプライズ・クエスチョンの活用

ACPを実効性のある形で地域に広く実装するには，まだまだ研究が必要な段階にあるといえます．そこで，予後が悪く，ACPの必要性が高い患者から優先的にACPの議論を始めるのが現実的といえるでしょう．しかし，予後の予測は難しく，特に慢性閉塞性肺疾患（COPD）など非がん疾患においてはさらに難しいです．しかも，多くの非がん患者は高齢者施設や在宅など医師と密なコミュニケーションがとりにくい環境でケアを受けており，医師以外の職種が予後予測の評価に関わる必要があります．そこで，「1年以内にこの患者が亡くなっても驚かないか」というサプライズ・クエスチョンと呼ばれる問い方が推奨されています．この質問によって，本人が希望する場所でエンドオブライフを過ごすことができるよう準備を整えることが現実的になります．

(7) 意思決定能力の評価

ACPにおける意思決定能力とは，エンドオブライフ・ケアの選択肢についてメリットとデメリットを理解し，自分自身の価値観と照らし合わせて選択する能力のことです．日常の医療・ケアにおいて精神心理的に問題のない患者の場合は，意思決定能力について意識的に評価する必要性は低いかもしれませんが，一般的にみて明らかに推奨される治療法を不明な理由で拒否する，認知症を有していて意思決定能力に不安があるなど，意思決定能力に疑問がある患者については精神科医にコンサルテーションを行うなどして多職種で積極的に評価を行うとよいでしょう．

ここで特に注意すべきと考えられるのは，意思決定においては，可能な限り本人の意思・選好を優先するということです．認知症であることを理由に「意思決定能力がない」と判断することは危険です．「認知症の程度にかかわらず，本人には意思があり，意思決定能力があることを前提として意思決定支援をする」という姿勢が大切です．また，意思決定能力の変動にも注意が必要です．高齢者，特に認知症を有する高齢者の意思決定能力は，身体的，心理的，社会的要因に影響を受けながら段階的・漸次的に低減・喪失していきます．1回の評価で意思決定能力の有無を固定的に評価するのではなく，繰り返し意思決定能力の程度を評価していく必要があります．

　評価の結果，患者に十分な意思決定能力がないと判明した場合は，家族に本人の希望を代弁することが求められることが多いでしょう．その場合には，その家族にACPの対話における代弁者としての資格や能力があるかどうかを評価することが必要になります．家族に悪い知らせを伝える際に，多職種チームは家族のコーピング・スタイルと周囲からの支えの有無を考慮して，その家族に精神的ショックを与えすぎてしまう可能性がある場合は，無理に伝えないという選択肢もあり得ます．また，本人と何年も疎遠になっている家族の場合は，その家族が代弁者になることを拒絶する可能性があることも考慮しておきます．

（8）　悪い知らせの伝え方（breaking bad news）

　本人と家族にとって，死や死に逝く過程について話し合うことが心理的負担になる場合は多々あります．そのため，専門職が悪い知らせの伝え方に熟達する必要があり，それによって本人や家族とのACPの際のコミュニケーションの改善が期待されます．

　ただ，悪い知らせの伝え方（ブレーキングバッドニュース）はがんの領域では広く啓発・教育されてきましたが，COPDなど高齢者に多い非がん疾患における研究・教育は発展途上です．現場では，ACPを始めようとすると，「そんな話はしたくない」と拒絶される例も珍しくありません．

（9）　家族へのグリーフケアとしての延命医療

　本人の病状の急変などによって，心の準備ができないまま看取りの時を迎えてしまう家族がいます．本人が人工呼吸器や心臓マッサージなどの延命医療を望むかどうかがはっきりしない場合，延命医療を施すことが家族のためのグリーフケアにつながることもあります．例えば，病状の回復の見込みがないエンドオブライフにある患者への人工呼吸器の装着は，一般的には望ましくないと考えられますが，それによってある程度の延命ができた場合，家族によっては，愛する人の死を受容するために必要な時間であったと振り返ることができる場合もあるかもしれません．

3──まとめ

　地域における ACP の実践においては，多様な専門性を有する多職種が医療・ケアの提供に関わっているため，意思決定支援のプロセスは病院と比べて複雑なものになりがちです．また，高齢者は療養場所の移動が多数回にわたることが少なくなく，多様な社会背景や疾患を抱えていることも多いため，大切な情報の伝達が抜け落ちてしまいがちになります．病院，施設，在宅の間の移動の際には，ACP に関する情報の共有は医療・ケアの継続性の観点から不可欠です．

　さらに，地域の ACP には様々な課題があります．例えば，家族と離れて暮らす高齢者の意思決定支援の必要性が高まっていますが，キーパーソンと呼ばれる家族が本当に本人の気持ちを代弁できるのかという問題があります．また，ACP における多職種間の情報共有を阻害する要因として，前述のように，個人情報保護や職種間のヒエラルキーの問題もあります．さらには多職種間では，善行と自律のはざまで倫理的な葛藤がしばしば起こりがちです．「臨床倫理検討シート」や「臨床倫理の検討のための4分割表」など多職種事例検討シートを上手に活用し，本人の QOL を高めるだけでなく，ACP に関わる全ての専門職にとっても納得できる意思決定支援になっているかどうか検討してください．

【註】

1　「臨床倫理検討シート」の活用法は，『臨床倫理の考え方と実践──医療・ケアチームのための事例検討法』（清水哲郎，会田薫子，田代志門編，東京大学出版会，2022）と，「臨床倫理オンライン・セミナー　事例検討の進め方」（会田薫子）をご参照ください（http://clinicalethics.ne.jp/cleth-prj/cleth_online/）．

【文献】

1）　Hirakawa Y, Aita K, Nishikawa M, Arai H, Miura H: Tips for managing ethical challenges in advance care planning: A qualitative analysis of Japanese practical textbooks for clinicians. International Journal of Environmental Research and Public Health 2022; 19(8): 4550（doi: 10.3390/ijerph19084550）．

2）　厚生労働省：「厚生労働分野における個人情報の適切な取扱いのためのガイドライン」2023（https://www.mhlw.go.jp/stf/seisakunitsuite/bunya/0000027272.html）．

（平川仁尚）

あ と が き

　読者の皆様，本書をお読みくださっていかがでしたでしょうか．ACP とは何なのか，従来とは異なる視点からも理解を深めていただく機会となっておりましたら幸いです．

　本書のテーマである ACP は，エンドオブライフ・ケアの意思決定支援という臨床死生学・臨床倫理学の重要課題です．本研究知見の開発と社会還元に関して，一般社団法人日本老年医学会倫理委員会エンドオブライフに関わる小委員会の皆様，AMED（国立研究開発法人日本医療研究開発機構）長寿・障害総合研究事業長寿科学研究開発事業「高齢腎不全患者に対する腎代替療法の開始／見合わせの意思決定プロセスと最適な緩和医療・ケアの構築」（研究代表者：柏原直樹先生），AMED 長寿科学研究開発事業「呼吸不全に対する在宅緩和医療の指針に関する研究」（研究代表者：三浦久幸先生），厚生労働科学研究費補助金認知症政策研究事業「療養場所の違いに応じた認知症者のエンドオブライフ・ケア充実に向けての調査研究——COVID-19 流行の影響も踏まえて」（研究代表者：三浦久幸先生）および日本学術振興会科学研究費補助金基盤研究（B）「臨床倫理システムの理論的総仕上げと超高齢社会における高齢者のよい人生への貢献」（研究代表者：清水哲郎先生）にて共同研究に携わらせてくださった皆様に心から感謝申し上げます．また，本書の元になったオンライン・シンポジウム「ACP の考え方と実践——本人を人として尊重する意思決定支援」（2023 年 3 月 5 日開催，日本老年医学会と東京大学大学院人文社会系研究科死生学・応用倫理センター上廣死生学・応用倫理講座の共同主催）にて貴重なご意見をくださった皆様に厚く御礼申し上げます．

　このような研究開発のためには研究資金が必要です．研究費については上記の研究課題を含め多くのところから支援を得てまいりましたが，ことに 2007 年度から現在にいたるまで，東京大学大学院人文社会系研究科に公益財団法人上廣倫理財団からご支援を得た寄附講座「上廣死生学・応用倫理講座」が設置されてきたことは，本研究開発にとって大きな支えとなりました．ここに同財団に心から感謝申し上げます．

　最後に，先行書『臨床倫理の考え方と実践——医療・ケアチームのための事例検討法』に続き，本書もご担当くださった東京大学出版会編集部の宗司光治氏に，深く感謝申し上げます．

2024 年 1 月　編者　会田薫子

執筆者一覧 （執筆順，＊印編者）

＊会田　薫子　（あいた・かおるこ）　東京大学大学院人文社会系研究科死生学・応用倫理センター
　　　　　　　　　上廣講座特任教授

　樋口　範雄　（ひぐち・のりお）　武蔵野大学特任教授／東京大学名誉教授

　宮村　悠介　（みやむら・ゆうすけ）　大正大学文学部准教授

　日笠　晴香　（ひかさ・はるか）　岡山大学学術研究院ヘルスシステム統合科学学域講師

　秋葉　峻介　（あきば・しゅんすけ）　山梨大学大学院総合研究部医学域総合医科学センター講師

　早川　正祐　（はやかわ・せいすけ）　東京大学大学院人文社会系研究科死生学・応用倫理センタ
　　　　　　　　　ー上廣講座特任准教授

　坂井　愛理　（さかい・えり）　東京大学大学院人文社会系研究科死生学・応用倫理センター上廣
　　　　　　　　　講座特任研究員

　田村　未希　（たむら・みき）　東京大学大学院人文社会系研究科死生学・応用倫理センター上廣
　　　　　　　　　講座特任助教

　野瀬　彰子　（のせ・あきこ）　東京大学大学院人文社会系研究科死生学・応用倫理センター上廣
　　　　　　　　　講座特任研究員

　三浦　久幸　（みうら・ひさゆき）　国立長寿医療研究センター在宅医療・地域医療連携推進部部長

　高梨　早苗　（たかなし・さなえ）　国立長寿医療研究センター在宅医療・地域医療連携推進部研
　　　　　　　　　究生／老人看護専門看護師

　吉岡　佐知子　（よしおか・さちこ）　松江市立病院看護局長／老人看護専門看護師

　山本　瀬奈　（やまもと・せな）　大阪大学大学院医学系研究科保健学専攻准教授

　竹川　幸恵　（たけかわ・ゆきえ）　地方独立行政法人大阪府立病院機構大阪はびきの医療センタ
　　　　　　　　　ー呼吸ケアセンター副センター長／慢性疾患看護専門看護師

　仲村　直子　（なかむら・なおこ）　神戸市立医療センター中央市民病院慢性疾患看護専門看護師

　大賀　由花　（おおが・ゆか）　山陽学園大学看護学部看護学科講師／糖尿病看護認定看護師

　丸木　雄一　（まるき・ゆういち）　社会福祉法人シナプス埼玉精神神経センター理事長・センタ
　　　　　　　　　ー長

　伊藤　　香　（いとう・かおり）　帝京大学医学部外科学講座 Acute Care Surgery 講座病院准教授

　西川　満則　（にしかわ・みつのり）　社会福祉法人愛光園老人保健施設施設長・医師

　山本　梨恵　（やまもと・りえ）　社会福祉法人愛光園老人保健施設相生副施設長・施設ケアマネ
　　　　　　　　　ジャー・相談員

　田中　貴美　（たなか・たかみ）　社会福祉法人愛光園老人保健施設相生看護主任

　島田　千穂　（しまだ・ちほ）　佐久大学人間福祉学部教授

阪口　英夫　（さかぐち・ひでお）　医療法人永寿会陵北病院副院長

清水　直美　（しみず・なおみ）　千葉市あんしんケアセンター磯辺（千葉市地域包括支援センター）管理者

小豆畑　丈夫　（あずはた・たけお）　医療法人社団青燈会小豆畑病院理事長・病院長／日本大学医学部救急医学系救急集中治療医学分野臨床教授

岡村　紀宏　（おかむら・のりひろ）　社会医療法人恵和会西岡病院事務次長（医療ソーシャルワーカー）

平川　仁尚　（ひらかわ・よしひさ）　あいち健康の森健康科学総合センター健康開発部長

［編者紹介］

会田　薫子　（あいた・かおるこ）

東京大学大学院人文社会系研究科死生学・応用倫理センター上廣講座
特任教授

主要著作

『延命医療と臨床現場』（東京大学出版会，2011年）

『医と人間』（共著，岩波書店，2015年）

『医療・介護のための死生学入門』（共編，東京大学出版会，2017年）

『長寿時代の医療・ケア』（筑摩書房，2019年）

『臨床倫理の考え方と実践』（共編，東京大学出版会，2022年）

ACPの考え方と実践
エンドオブライフ・ケアの臨床倫理

2024年3月25日　初　版

［検印廃止］

編　者　会田薫子

発行所　一般財団法人　東京大学出版会

代表者　吉見俊哉
153-0041 東京都目黒区駒場 4-5-29
https://www.utp.or.jp/
電話 03-6407-1069　Fax 03-6407-1991
振替 00160-6-59964

印刷所　株式会社理想社
製本所　誠製本株式会社

ここに表示された価格は本体価格です．ご購入の
際には消費税が加算されますのでご了承ください．